Principle and Practice of Thread Lifting

线性提升原理与实操

主　编　（韩）张斗烈

主　审　曹谊林

主　译　韩　胜

副主译　彭　腾　闫　琨　李晓劼　董　海

北方联合出版传媒（集团）股份有限公司

辽宁科学技术出版社

·沈　阳·

© 2023 辽宁科学技术出版社
著作权合同登记号：第06-2021-170号。

图书在版编目（CIP）数据

线性提升原理与实操 /（韩）张斗烈主编；韩胜
主译 . —沈阳：辽宁科学技术出版社，2023.1
　　ISBN 978-7-5591-2793-8

　　Ⅰ.①线… 　Ⅱ.①张… 　②韩… 　Ⅲ.①美容—整
形外科学 　Ⅳ.①R622

中国版本图书馆CIP数据核字（2022）第205900号

出版发行：辽宁科学技术出版社
　　　　　　（地址：沈阳市和平区十一纬路25号　邮编：110003）
印　刷　者：辽宁新华印务有限公司
经　销　者：各地新华书店
幅面尺寸：210 mm × 285 mm
印　　张：11.25
插　　页：4
字　　数：300千字
出版时间：2023年1月第1版
印刷时间：2023年1月第1次印刷
责任编辑：凌　敏
封面设计：刘　彬
版式设计：袁　舒
责任校对：卢山秀　刘　庶

书　　号：ISBN 978-7-5591-2793-8
定　　价：138.00元

投稿热线：024-23284363
邮购热线：024-23284502
邮　　箱：lingmin19@163.com
http：//www.lnkj.com.cn

Principle and Practice
of Thread Lifting

线性提升原理与实操

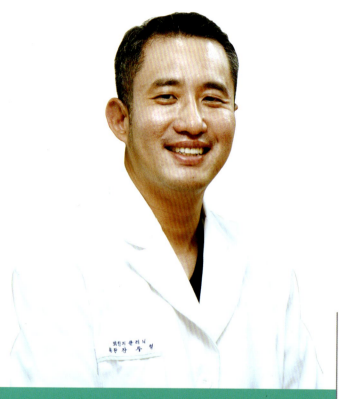

张斗烈

- 体引脂整形医院代表院长
- 首尔大学医学院毕业
- 首尔大学研究生院毕业
- 三星首尔医院外聘教授
- 大韩埋线研究会会长
- 江南区医生会宣传理事
- 第四代、第五代大韩肥胖体型学会会长
- 国际联合美容学会会长

| 主要著作 |

- 《S曲线的故事》（参编者）
- 《肥胖体型学》（主编）
- 《美容整形名医》

译者名单

主译

韩　胜　北京首玺丽格医疗美容诊所

主审

曹谊林　联合丽格第一医疗美容医院

副主译

彭　腾　黑龙江艺星美容医院
闫　琨　石家庄美天医疗美容医院
李晓劼　医美俪轻医美医疗连锁品牌
董　海　延边大学附属医院整形美容外科

译　者

陈　瑶　温州鹿城恒美医疗美容门诊部
楚向杰　珠海伊美名媛医疗美容门诊部
葛佳珍　上海魅傲医疗美容门诊部
韩宝三　上海交通大学医学院附属新华医院
李　林　上海知颜医疗美容门诊部
连喜艳　北京俪美汇医疗美容门诊部
刘雪涛　琅梵医疗美容集团
罗　谦　北京芙艾光华医疗美容门诊部
孟繁瑾　北京冰新丽格医疗美容门诊部
任　慈　沈阳市第七人民医院
沈　波　北京首玺丽格医疗美容诊所
谭流畅　陆军军医大学大坪医院
王　达　上海宏明医疗美容门诊部
王　曼　上海联合丽格医疗美容门诊部
王远航　重庆医科大学附属第二医院
谢仕乔　成都今美韶华医疗美容门诊部
殷莉波　浙江省中医院医疗美容科
郑　辉　北京首玺丽格医疗美容诊所
周宏礽　上海正璞医疗美容门诊部

鸣谢单位：北京百特美文化发展有限公司

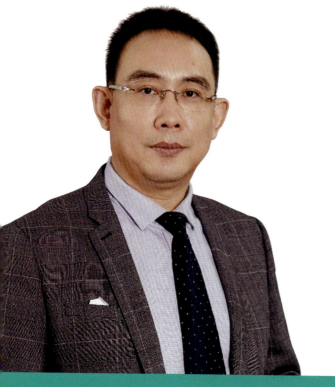

外科副主任医师、副教授、美容主诊医师，北京首玺丽格医疗美容诊所创始人、联合丽格医疗美容集团综合抗衰老中心负责人，曾任河北省人民医院脑外科主治医师，河北医科大学外科副教授。

社会职务

- 中国整形美容协会医疗美容继续教育分会副会长
- 中国非公立医疗机构协会整形与美容专业委员会常务委员
- 中国非公立医疗机构协会医美线技术专业委员会副主任委员
- 中国整形美容协会医美线技术分会常务理事
- 中国整形美容协会医美与艺术分会常务理事
- 中国整形美容协会瘢痕医学分会常务理事
- 中国整形美容协会损伤修复与康复分会常务理事
- 中国中西医结合学会医学美容专业委员会线雕美容分会常务委员

韩胜

大学毕业后在河北省人民医院脑外科工作9年，积累了扎实的医学理论和临床功底。后考取河北医科大学整形外科硕士学位，同年转入河北省人民医院整形外科工作，师从于我国著名整形外科专家仇树林教授，开展了大量的瘢痕修复、先天性畸形修复和美容外科工作，其间赴上海交通大学医学院附属第九人民医院整复外科研修，师从钱云良教授和章一新教授，学习了高精尖的显微外科技术和完整的美容外科体系。在三甲医院临床工作的18年里，在科研及教学中取得了可喜的成绩，获得大学优秀教师嘉奖一次，河北省科学技术奖（部级）一等奖和二等奖各一次，主编了《主导兵法——烧伤整形外科临床指导》等著作。

2008年进入民营医美行业发展，开展了大量的美容外科手术，在面部精细化手术、脂肪整形和隆胸手术方面取得了优异的成绩。在国内医美行业里，以外科医生身份率先开展了系列面部抗衰老微整形项目，尤其以埋线和注射为主，在行业里颇有建树。在面部埋线技术领域里，率先提出面部"分区复位、韧带固定"的思想理念，并广泛进行业内培训和科普宣教工作。

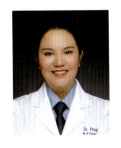

彭　腾　整形外科医师，中国整形美容协会注射与微整形艺术专业委员会委员，中国整形美容协会医美与艺术分会线雕专业委员会委员，中国整形美容协会精准面部年轻化专业委员会委员，中西医结合学会医美专业委员会委员，中西医结合学会愈合再生分会常务委员，中国整形美容协会健康智慧医美分会理事，中国职业安全医美与整形安全专业委员会委员，国际医疗整形美容协会会员，大韩整形美容外科协会荣誉会员，乔雅登、保妥适、双美海魅、艾莉薇等产品指定注射医师。

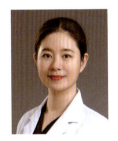

闫　琨　副主任医师，美容主诊医师，石家庄美天医疗美容医院院长，河北省整形美容协会副会长，石家庄市医学会医学美学与美容学专业委员会副主委，中国非公立医疗机构协会整形与美容专业委员会委员，中国整形美容协会医疗美容继续教育分会委员。
专业擅长：医学美学综合设计，微创注射类治疗（肉毒毒素除皱塑形、玻尿酸填充塑形、胶原蛋白注射填充、可吸收线材埋置、聚乳酸填充剂注射抗衰、面部综合年轻化治疗）等。

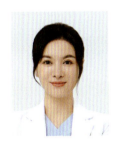

李晓劼　整形外科医师，清华大学经济管理学院硕士研究生，法国布雷斯特高等商学院AACSB在读DBA博士，医美俪轻医美医疗连锁品牌联合创始人，中国整形美容协会第三届理事会理事，中国非公立医疗机构协会整形与美容专业委员会委员，中国整形美容协会医美线技术分会理事，中国整形美容协会海峡两岸分会理事，参与编著《现代脂肪移植隆乳术与面部脂肪雕塑》等专著。创建医美俪轻医美连锁医疗品牌，以分龄抗衰为基础，拥有皮肤科王牌项目，特别是埋线提升抗衰老领域，以专业的治疗手段和先进的管理服务理念，致力于大众的身心塑美事业。

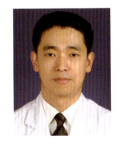

董　海　整形外科主任医师、医学博士、硕士生研究生导师，延边大学附属医院整形美容外科科主任兼学科带头人。教育部教育发展中心质量监测专家，中华整形外科眼科分会委员，中华整形外科内镜分会委员，吉林省整形美容学会委员，吉林省烧伤专科学会委员，吉林省修复外科学会委员，中国医师烧伤儿科分会副主任委员。先后在上海交通大学附属第九人民医院、北京大学第三医院等权威机构进修整形美容外科，对面部轮廓改型手术、五官再造、游离皮瓣移植、乳房塑形、形体雕刻等方面进行了深入的研究。在省级、国家级以及SCI核心医学刊物上发表40余篇论文，并主持吉林省教育厅、吉林省卫健委科研项目2项，参与国家自然科研项目3项。

我第一次结识张斗烈院长是三年前在韩国首尔举办的世界线雕大会上。在会上，我不仅看到了韩国在埋线美容方面的领先性，同时与来自世界各国整形医生进行了广泛的交流。那天，张斗烈院长有关面部埋线解剖与技术的发言，让我产生了浓厚的兴趣，并且久闻其大名，所以散会后我们也有幸相识，并一起合影留念。在这次世界线雕大会上，我作为领队和来自中国各地的医生第一次这样大规模地与世界各地埋线美容医生进行深入交流，当时中国的埋线美容市场正处于上升期，在面部抗衰老治疗中，把埋线美容看的位置也很高，感觉埋线可以解决面部所有的松弛，所以国内医生像海绵吸水似的接收国外的技术与理念，同时接触的埋线材料也很多，但又比较茫然，不知道哪种理念与方法更适合我们，正因为如此，当时我们带着这种想法走进了韩国，与欧美及亚洲的整形医生进行广泛接触，其中在我和张斗烈院长的交谈中，能够感觉到这位韩国医生的埋线技术非常实用和富有很高的思想底蕴。

两年前，全球的新冠疫情突然到来，导致中国医生与国外医生之间现场学术交流暂时中断。所以，我们在2021年1月举办了一场中韩医生埋线技术云端学术交流会议，这也是疫情期间中韩两国在线上举办的高规格交流，我和张斗烈院长分作双方的大会主席。在这次会议上我又有幸地领略到了张斗烈院长对埋线技术的综合发言以及理念上的解读，在会上我用"智慧"这个词来评价了他，更惊喜的是在本书的前言中他也提到了这个情节，他也很感谢我用"智慧"这样的高度来评价他的埋线理念和技术。会后，我有幸受邀将这本书翻译成中文，从而可以让中国医生能够准确地领会到他的理念。

其实中国的面部埋线美容市场起步较晚，而且国内医生也接收到国外的各种先进思想和技术，所以我们没有形成完整的思想体系，再加上中国的美容市场很大，从业医生操作水平参差不齐，使得埋线理念和技术在国内各地发展也存在很大的差异。近两年来，埋线美容市场似乎进入了瓶颈期，无论医生还是求美者对埋线的效果和维持时间，都感觉到不尽人意，到底是哪里出现了问题？我们分析，最大的原因是以往我们夸大了埋线美容在面部抗衰老治疗中的作用及地位，导致所有人对埋线美容这个技术寄予厚望，甚至想替代拉皮手术。通过几年的临床实践，我们开始反思，认为以往的确走了一段弯路，但不能说是错误的道路，因为只有走过这些道路，才能领悟到一些道理，才有可能以冷静的心情回顾自己的技术历程，同时更能以谦卑的态度重新审视国外的主流埋线思想和技术。

本书有两个特点，第一个是"智慧"，第二个是"大道至简"。用这两个词，我觉得比较贴切。张斗烈院长不仅是一名整形外科医生，在脂肪治疗方面也有很高的造诣，同时他还是一位经验丰富具有权威性的微整形专家，在注射与埋线美容领域积累了大量的临床病例，所以本书凝聚了他的临床工作中的智慧。他也是一位务实者，书中没有华丽的辞藻和学术名词，基本上都是与临床实操关系密切的简单语言和操作要领，并以清单形式展现出来，让读者一目了然，并对一些初学者，有很好的临床指导意义。而对有一些临床经验的埋线美容的医生，可以帮助自己总结与归纳思路。

我将本书翻译出来的目的，就是想在目前国内埋线美容市场处于相对低谷期，同时我们在对埋线理念和技术遇到了瓶颈时候，可以陪伴着医生们进行自我反思。所以，让我们一起在学习本书当中，回归理性，回归"化繁为简"的埋线美容理念。

最后，特别致谢韩国韩士生科公司、希恩菲（北京）科贸有限公司和北京百特美文化发展有限公司为本书的翻译工作提供的支持！

韩 胜
2022 年 8 月于北京

序 言

　　我在写书的时候总会有这样的烦恼，虽然怀着梦想想要写一本好书，但是书完成后以及反复修改时总是会看到有不足的地方，所以会后悔书写得不够完美。尽管在写本书之前，我也认为不应该在执笔的时候心怀畏惧，但我一直在思考是否真的有必要写书。

　　尽管最近的线雕提升技术正在流行和发展，但是操作时需要拥有比想象中更多的经验，目前市场上缺乏实操中可以进行理论指导的书，并且在可吸收线方面，相关论文的数量不足，所以大部分情况下操作者无法系统掌握技术，只能依靠小型授课的方式进行指导，这样的现实让我鼓起勇气写了本书。本书中没有用华丽而宏伟的语言来包装内容，而是以我之前讲课的课程内容为基础逐渐积累并记录而成。让没有操作经验的新手医生和有很多操作经验的医生们都能得到进一步提升。非常感谢韩胜院长听了我的讲座，韩院长用知识、经验、智慧这3个词对我的课程进行了总结。为了将知识更加形象化，我在本书中将每个操作的所有经验和想法全部予以表达，而区别于现有书籍仅仅是进行简单的知识传授。

　　本书是以可吸收线为基础写下来的。最近，在美容市场上，求美者们对可吸收线有很多想法，需求也在增加。虽然我们对不可吸收线进行过很多研究，但是对于最近流行的可吸收线，仍需面对否定的态度及研究不足的现实。我认为不可吸收线的操作方法与可吸收线的操作方法本身就应该是不同的，在这样的背景下我完成了这本包含许多个人观点的书，它像一把双刃剑一样，既是这本书的优点，又是这本书的缺点。希望大家能够理解我毫无头绪地写下的想法，即使有错误的地方或有异议，也请理解并与我交流。这本书从巨大的线雕历史的潮流来看，只不过是沧海一粟，希望通过讨论，我们可以做出更接近正确答案的线雕操作。同时，感谢在百忙之中检查解剖学相关内容的金熙珍教授，允许我引用其研究资料的尹贞贤院长，第一次介绍给我秘特线（Mint Threads）的金亨文院长，帮助我加急出版书籍的金承焕社长，再次感谢珍惜重视我的人！

张斗烈　敬上

本书献给我心爱的儿子俊元和俊英

要想正确理解并掌握线雕提升技术，就要了解线雕提升的发展史。从线的使用进展来看，首先使用了不可吸收线，使用不可吸收线制作的锯齿线的操作方法率先面市；然后开始流行用PDO材质制作的可吸收线；之后又做了PDO材质的锯齿线。目前，可吸收线的线雕提升操作正在持续地发展中。

我想重点强调的是：可吸收线与不可吸收线虽然概念接近，但是操作方法并不一样。因此，以前以不可吸收线为基础发展的操作方法，如果使用可吸收线就要根据可吸收线的特性来改变。

我的操作切入点是从这里开始的：过去线雕提升的布线方法是以不可吸收线为基础的，如果开展符合可吸收线的特性的新术式，就需要重新解释和调整可吸收线的概念。

我在讲课的时候一直强调这样一句话："线雕提升比填充物注射更简单。"大部分想要开始进行线雕提升操作的医生都对填充物注射治疗有经验，能够很容易地进行操作，而在线雕提升的操作时却常因为害怕而犹豫不决。这里我需要强调的是：以填充物注射为例，在学习过程中，初学者开始时因为害怕操作而缩手缩脚，而一旦习惯了操作方法，就会无所畏惧地进行线雕。但是，这样毫无恐惧地进行操作，产生副作用的话，最终会因为对更深入的知识的探索欲望而再次学习解剖学。讽刺的是，在努力学习解剖学时发现，实际上几乎没有能够安全进行的操作时，会重新感受到了初学者时期操作的恐惧。但是，没有必要用充满恐惧的眼光看待线雕提升。因为虽然填充物注射需要了解所有层次的解剖学结构，但是线雕提升的大部分的操作都会在SMAS层及以上进行，所以如果遵守特定的操作原则，就不会发生在填充填充物时可能出现的血管或神经损伤的副作用。

这本书有两个前提：

第一，可吸收线的用法应与现有的不可吸收线的用法不同。

第二，与掌握所有层次解剖学结构的填充物注射的操作相比，线雕提升更重要的是掌握操作方法。现在对于不可吸收线已经有了充分的研究。但是对于使用可吸收线的操作方法尚无广泛研究，因此比起优秀的参考文献，我个人的意见只能通过本书呈现出来。但我可以自信地告诉大家，这本书包含了我的经验、知识、智慧，会对大家有很大的帮助。

目 录

Part **6**

不同部位的多种操作方法，各自的优缺点

Part **7**

产生副作用的原因与处理方法

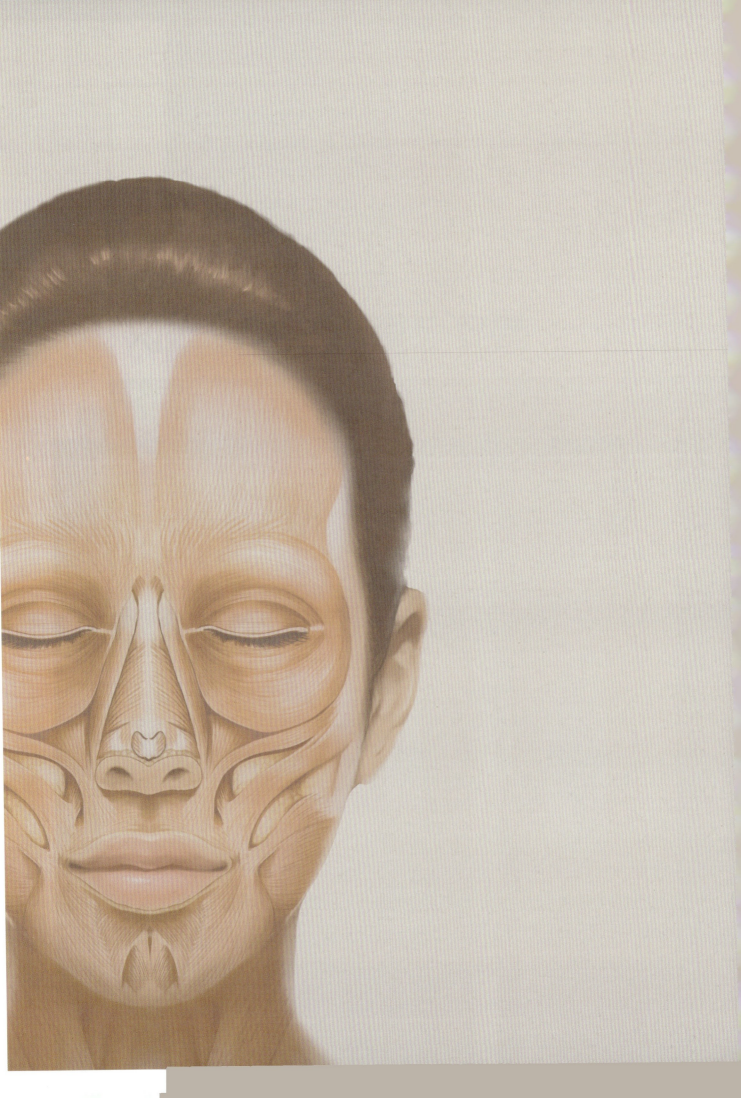

线雕提升中的解剖学实际上比其他美容手术更简单。只要在操作时准确地掌握解剖层次，就可以从根本上避免其他美容手术中需要小心的血管或神经等结构的问题。因此，正确地掌握操作深度比起掌握解剖学结构更重要。但是，在线雕提升中也有必须要学习的解剖学知识，以下将详细介绍。

1 皮肤支持韧带（Retaining Ligament）

支持韧带是能支撑因老化而导致的软组织下垂的结构，具有延缓脸部老化现象的效果。但是，当老化发生的时候，上面的脂肪层下降，反而会形成明显的界限，会使脂肪层松弛的现象更加突出。特别是在制造固定点、提高上升点、诱发线雕提升上被认为是非常重要的组织，如果使用锯齿线，利用很强大的支持韧带，就可以成为固定点或上升点。支持韧带分为从骨膜开始到真皮层连接的真性支持韧带（True Retaining Ligament）和从骨膜到肌肉部位或从肌膜到皮肤的假性支持韧带（False Retaining Ligament），其特点如下。

1.1 真性支持韧带

种类：颞上隔、眶支持韧带、颧骨韧带、颊侧上颌韧带、下颌支持韧带。

最近的研究表明，眶支持韧带中未抵达皮肤，或者很多不是以骨膜部分为出发点的韧带，所以不是真正的真性韧带。真正的真性韧带只有颧骨韧带和下颌支持韧带。其中颧骨是经常用作固定点的部位。

1.2 假性支持韧带

种类：颈阔肌耳筋膜（Platysma–Auricular Fascia，PAF）、咬肌皮肤韧带、颧骨皮肤韧带。假性韧带与真性韧带相比，支持力更弱，且容易随着年龄的增长而下垂。假性韧带常作为固定点或提升点使用，常用耳朵下面的颈阔肌耳筋膜或咬肌皮肤韧带（Masseteric Cutaneous Ligament）作为固定点（图1–1）。

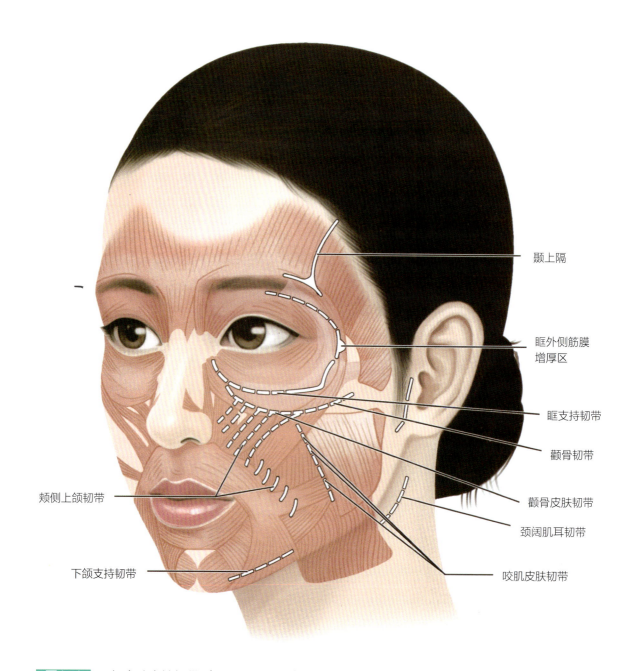

颞上隔

眶外侧筋膜
增厚区

眶支持韧带

颧骨韧带

颧骨皮肤韧带

颈阔肌耳韧带

咬肌皮肤韧带

颊侧上颌韧带

下颌支持韧带

图1-1 面部皮肤支持韧带（Retaining Lig）

2　面部脂肪结构特征

面部脂肪结构分为浅层面部脂肪和深层面部脂肪，脂肪移植或填充剂能够注入其中，填充的范围是包括脂肪层在内的整个面部，因此掌握注射的深度十分重要。线雕提升是在浅层 SMAS 层上的地方进行操作，比起对深度的掌握，更需要讲解一下浅层脂肪分区的概念。

2.1　浅层脂肪

浅层脂肪分布如图 1-2 所示。

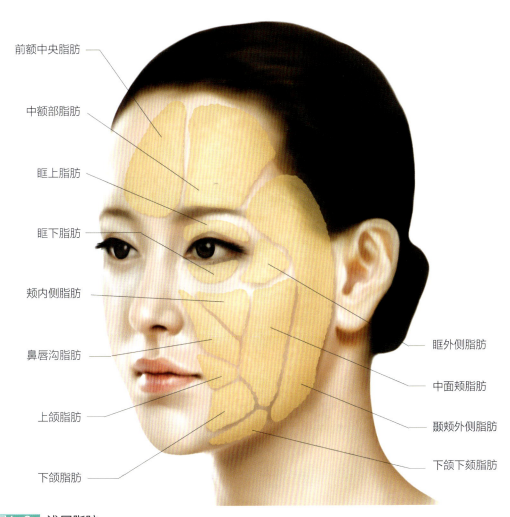

前额中央脂肪

中额部脂肪

眶上脂肪

眶下脂肪

颊内侧脂肪

鼻唇沟脂肪

上颌脂肪

下颌脂肪

眶外侧脂肪

中面颊脂肪

颞颊外侧脂肪

下颌下颏脂肪

图1-2　浅层脂肪

在图 1-2 中，每个区域的面部脂肪都分为脂肪室（Compartment）。然而在临床上，并不是所有的脂肪都能分成脂肪室，如鼻唇沟脂肪（Nasolabial Fat）、颧部脂肪（Malar Fat）、下颌脂肪（Jowl Fat）、颊部脂肪（Cheek Fat）部分应分区。这些脂肪室与其说是与浅层脂肪相连而成，不如说是有自己所在的分区，很难跨过分区移动，即使暂时移动，也会很快恢复。因此，在线雕提升上，操作的目的并不是使脂肪过度地移动，而是将老化所致的脂肪下垂移动到原来的位置。

面部吸脂和线雕提升之间有很多相似之处，原因在于除了颊部脂肪（Buccal Fat）以外，二者都在 SMAS 层以上进行操作。吸脂前，根据脂肪的划区和移动划分区域，吸脂时可以确认面部脂肪分区（图 1-3、图 1-4）。

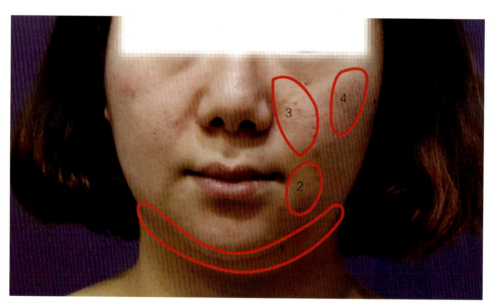

图1-3 ①颊下脂肪（Supraplatysmal Fat）；②颌部脂肪（Jowl Fat）；③鼻唇沟脂肪（Nasolabial Fat）；④颊部脂肪（Cheek Fat）

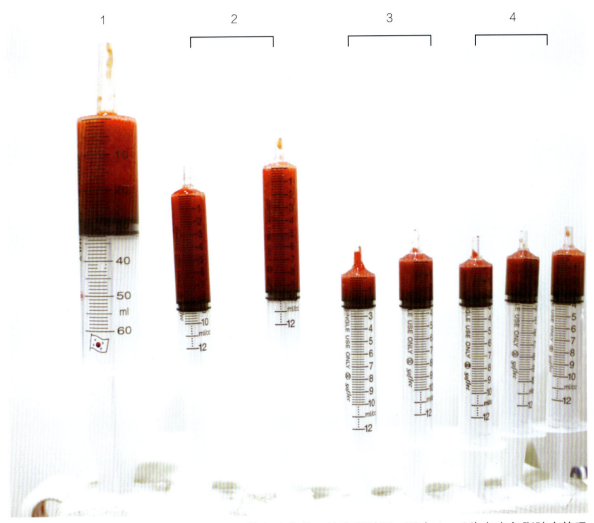

图1-4 吸入（图 1-3）脂肪时，需要按脂肪室分开检查脂肪量。图中 1~4 为左右各脂肪室的吸脂结果

2.2 深层脂肪

深层脂肪位于 SMAS 层以下，如图 1-5 所示。深层脂肪除了形成脂肪室，在彼此之间还存在着连接骨膜和皮肤的支持韧带。在深层脂肪中，与面部下垂现象相关的脂肪主要是颊脂肪垫，颊脂肪垫在线雕提升中无法触碰，所以将外侧 SMAS 层提拉上去，脂肪过多时，适度采用取出术，效果更好。

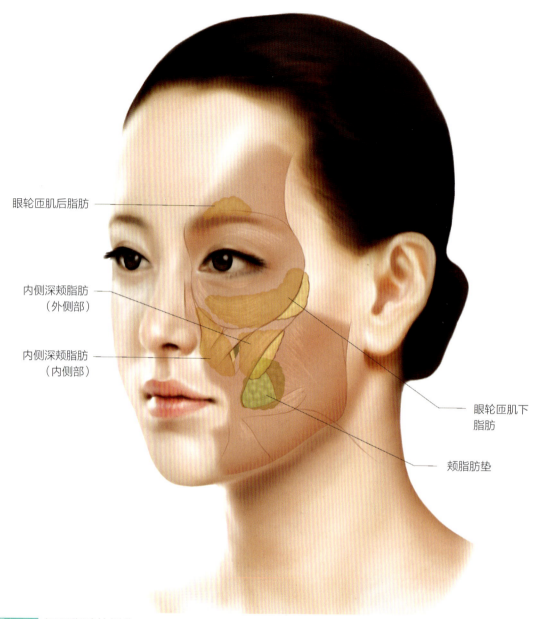

眼轮匝肌后脂肪

内侧深颊脂肪
（外侧部）

内侧深颊脂肪
（内侧部）

眼轮匝肌下
脂肪

颊脂肪垫

图1-5 深层脂肪的划分

3 颈部结构

颈部结构由皮肤、皮下组织（颈阔肌上脂肪）、皮下肌肉层（颈阔肌）、深脂
肪组织（颈阔肌下脂肪）、下颌下腺、深肌筋膜层等组成（图1-6、图1-7）。

对颈部进行操作时，重要的部分是颈阔肌（Platysma）和颏下脂肪（Supratymal Fat），面部的 SMAS 层和部分肌肉纤维从颈部由上至下，与颈阔肌相连。线雕提升的有效操作部位大部分在 SMAS 层，故颈部正确的操作位置是颈阔肌肌肉层，或者颈阔肌以上的层次。故主要目标层为颈阔肌及颏下脂肪。

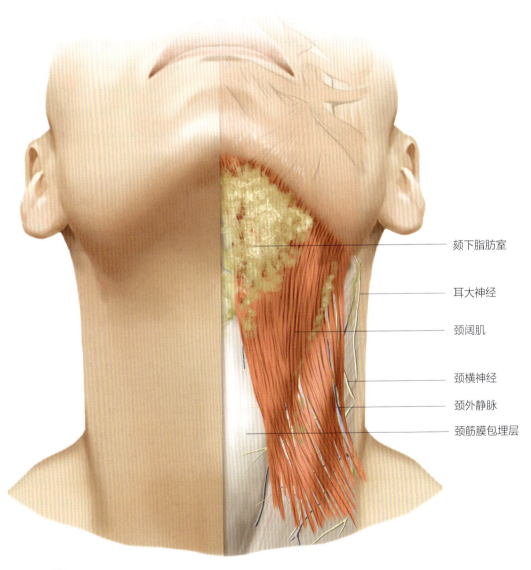

颏下脂肪室

耳大神经

颈阔肌

颈横神经

颈外静脉

颈筋膜包埋层

图1-6   颈部浅层结构

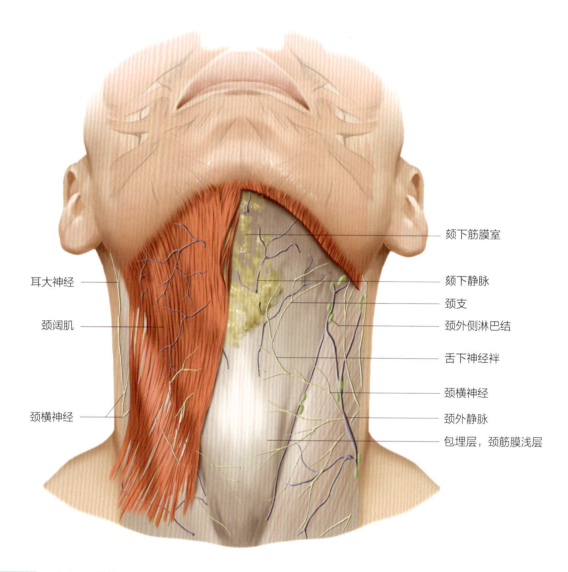

耳大神经

颈阔肌

颈横神经

颏下筋膜室

颏下静脉

颈支

颈外侧淋巴结

舌下神经袢

颈横神经

颈外静脉

包埋层，颈筋膜浅层

图1-7 颈部深层结构

　　颈阔肌如图 1-8 所示，结构形似薄膜状。在使用导管进行线雕提升时，不应将颈阔肌当作肌肉，应将其视为一层薄膜进行操作，这样才能预防穿孔。

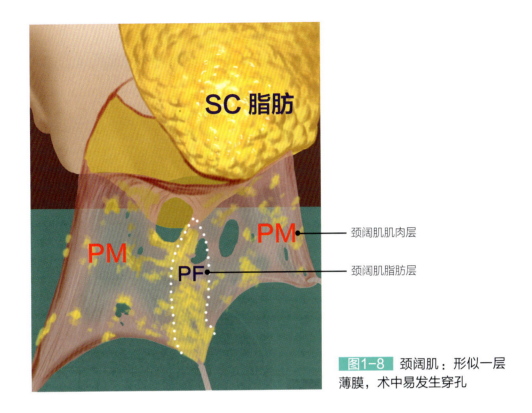

SC 脂肪

PM

PM —— 颈阔肌肌肉层

PF —— 颈阔肌脂肪层

图1-8 颈阔肌：形似一层薄膜，术中易发生穿孔

颈部肌肉类型和操作注意事项

Castro 等学者将颈部肌肉分为 3 种类型：

1 型：肌纤维在颏下的 1~2cm 处交叉（图 1-9）；

2 型：肌纤维在甲状软骨部位交叉，与甲状腺上形成一体（图 1-10）；

3 型：肌纤维不交叉，直接进行到下颏（图 1-11）。

不同的肌肉类型都会影响颈部的下垂。

　　在颈部提升操作时，从颈部的中央，即下颏根部开始操作较常见，尤其是在 3 型操作中，如果找不到合适的层次时，可以进入颈阔肌以下进行操作。但是在这种情况下，因为颈筋膜（Cervical Fascia）起到固定作用，一直贯穿到下面的组织为止，导引针穿透的可能性降低，且表层上有颈阔肌，肌肉没有很好地舒展就难以充分提升，最终成为操作效果差的原因。

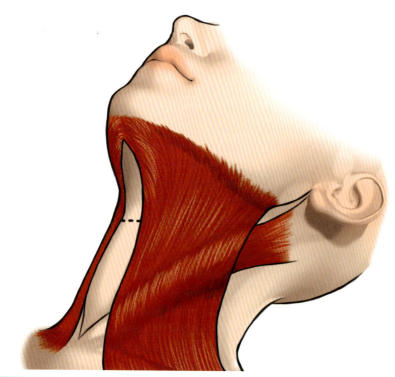

图1-9 颈部肌肉类型 1 型

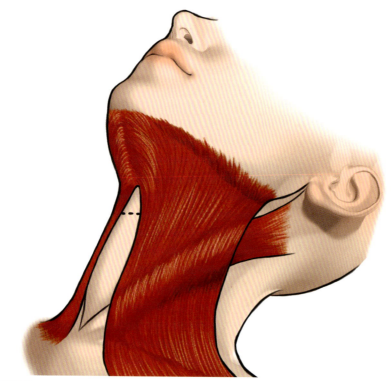

图1-10 颈部肌肉类型 2 型

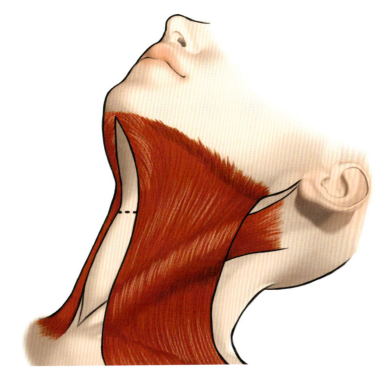

图1-11 颈部肌肉类型 3 型

参考文献

[1] Wong CH, et al. Facial soft tissue spaces and retaining ligaments of the midcheek ; defining the premaxillary space. Plast Reconstr Surg 2013; 132: 49–56.

[2] Mendelson BC, et al. Surgical anatomy of the middle premasseter space and its application in sub SMAS face lift surgery. Plast Reconstr Surg 2013; 132: 57–64.

[3] Mendelson BC, et al. Surgical anatomy of the midcheek: facial layers, spaces, and the midcheek segments. Colin Plastic Surg 2008; 35: 395–404.

[4] Rohrich RJ, et al. The retaining system of face: histologic evaluation of the septal boundaries of the subcutaneous fat compartments. Plast Reconstr Surg 2008; 121:1804–1809.

[5] Rohrich RJ, et al. Anatomical and clinical implications of the deep and superficial fat compartments of the neck. Plast Reconstr Surg 2017; 140: 405–414.

[6] Rorhch RJ, et al. The subplatysmal supramylohyoid fat. Plast Reconst Surg 2010; 126: 589–595.

[7] Mendelson BC. Anatomic Study of the Retaining Ligaments of the Face and Applications for Facial Rejuvenation. Aesth Plast Surg 2013;37:513–515.

[8] Schaverien, et al. Vascularized membranes determine the anatomical boundaries of the subcutaneous fat compartments. Plast Reconst Surg 2009;123: 695–700.

Part 2

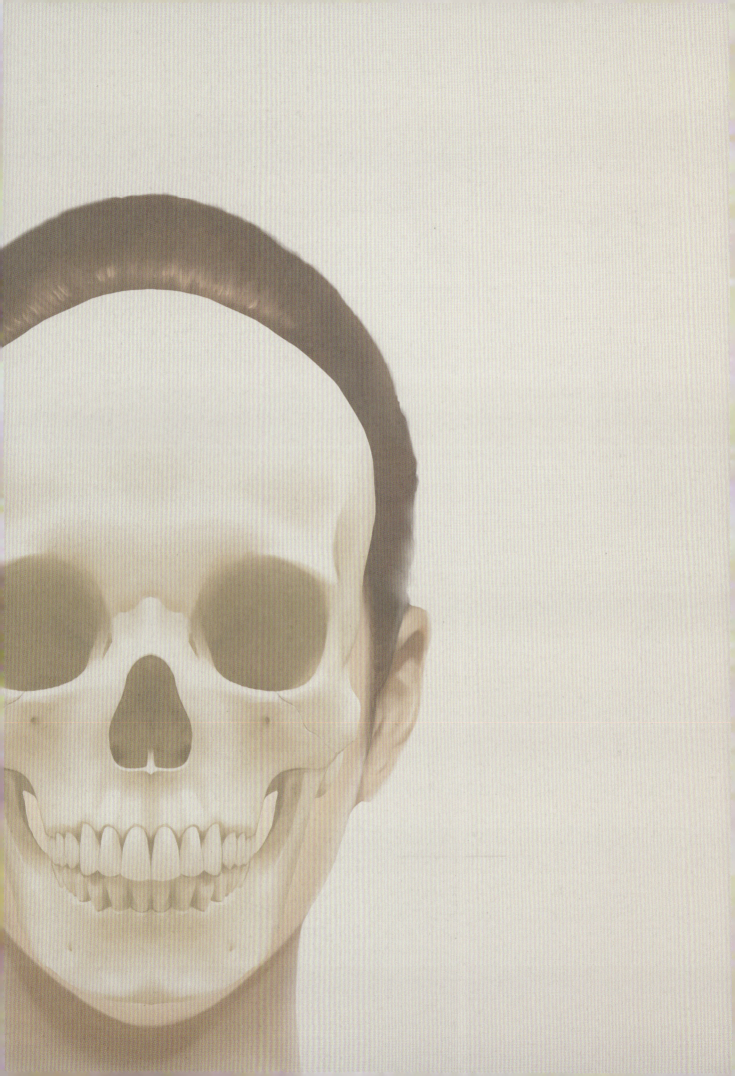

老化现象是所有微整形操作中经常提及的概念。随着年龄的增长，骨骼、纤维（Fibrous Compound）、肌肉、脂肪、皮肤会进行性衰老。现有的书籍对衰老解剖学的变化进行了诸多探讨，线雕提升在治疗老化时涉及的重要的解剖结构是纤维层、脂肪层、骨骼和肌肉，现有书籍已对皮肤上的变化进行了充分说明，故在此不再赘述。

1　SMAS 层、韧带（Retaining Lig）

SMAS 层和韧带是随着老化而松弛的具有代表性组织。SMAS 层被定义为覆盖于肌肉上的一层组织，具有将肌肉的运动传达给皮肤的作用，1976 年由 Mitz

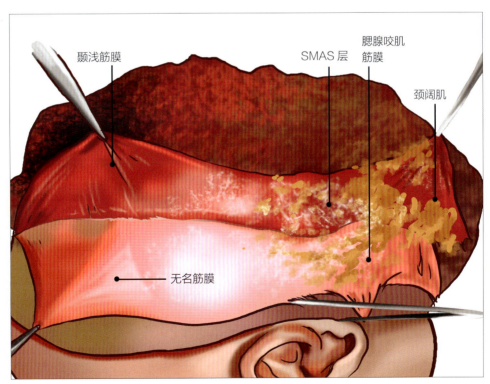

颞浅筋膜　　SMAS 层　　腮腺咬肌筋膜　　颈阔肌

无名筋膜

图2-1　SMAS 层的连接

和 Peyroni 定义，此后虽然进行了很多研究，但是至今还没有准确定义。实际上 SMAS 层并不止一层，实为多层结构，浅表筋膜与其下方的脂肪层以及无名筋膜（Innominated Facia）都属于 SMAS 层。

从头皮的帽状腱膜开始，以筋膜连接，下方与颈阔肌连接，颧弓上方太阳穴部位的层称为颞顶筋膜（Temporoparietal Fascia）与颞浅筋膜（Superficial Temporal Fascia），包括颧弓在内的组织可以定义为 SMAS 层（图 2-1）。支持韧带或纤维（Fibrous Component）使得从骨膜或筋膜到真皮都显得很宽、很坚硬，就像树在向上支撑着树枝一样。假性韧带的支持力较弱，随着老化而松弛（图 2-2、图 2-3）。

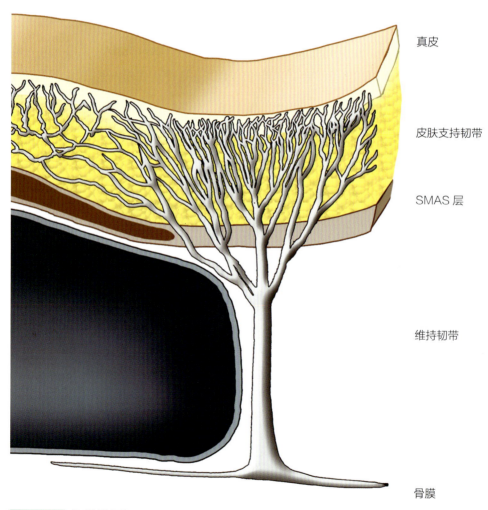

真皮

皮肤支持韧带

SMAS 层

维持韧带

骨膜

图2-2 韧带的图解

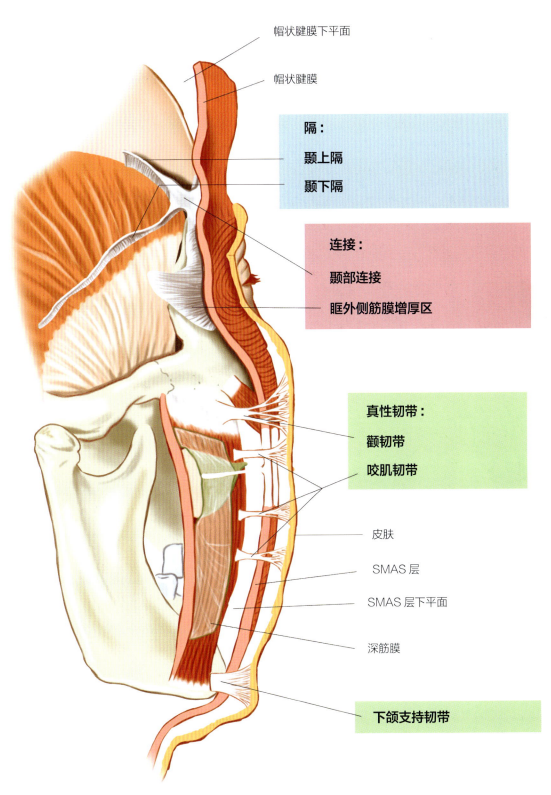

帽状腱膜下平面

帽状腱膜

隔：

颞上隔

颞下隔

连接：

颞部连接

眶外侧筋膜增厚区

真性韧带：

颧韧带

咬肌韧带

皮肤

SMAS 层

SMAS 层下平面

深筋膜

下颌支持韧带

图2-3　SMAS 层与韧带的关系

大部分线雕提升都是在 SMAS 层进行操作的，故应对解剖层次有正确的理解，对于 SMAS 层及周围需要注意的解剖学结构，将在后文中详细说明。

发生老化时，SMAS 层和纤维就会松弛，有效地提升松弛的组织是线雕提升的目标。线雕提升的作用是使用锯齿线直接拉动像树枝样的纤维复合物（图 2-4）及下垂的 SMAS 表层，形成支撑带（图 2-5）。

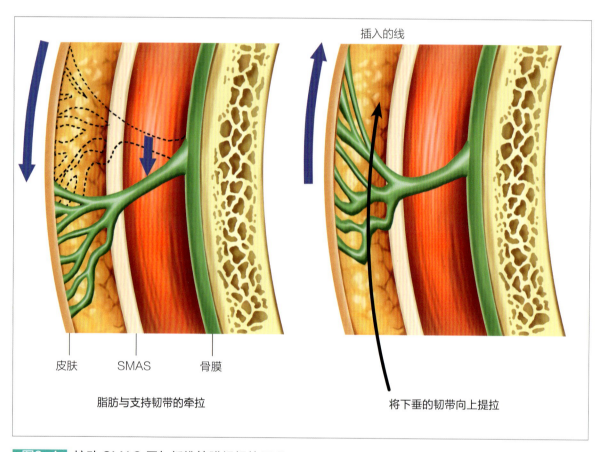

图2-4 拉动 SMAS 层与纤维筋膜组织的原理

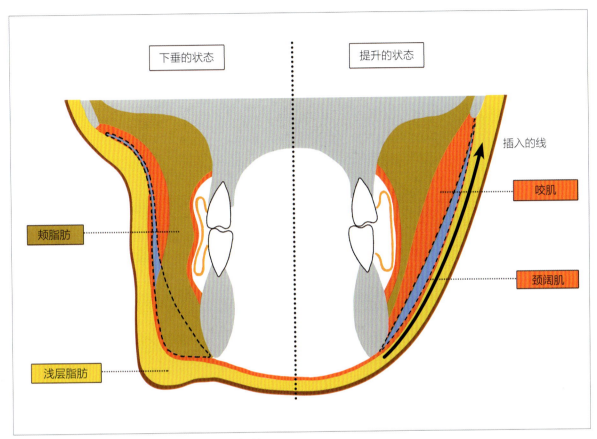

下垂的状态　　　　　　　提升的状态

插入的线

咬肌

颊脂肪

颈阔肌

浅层脂肪

图2-5　拉动 SMAS 层与纤维筋膜组织的原理

2　脂肪

　　脂肪层分为浅层脂肪与深层脂肪，衰老是浅层脂肪的重力方向下垂和深层脂肪容量减少共同导致的凹陷现象。线雕提升对脂肪的提拉主要对浅层脂肪有效果，这里的提升不仅是对 SMAS 层起作用，在脂肪层中拉动脂肪组织之间的联系组织也十分重要（图 2-6）。

　　此外，深层脂肪比起下垂所导致的老化，容量缺失导致的老化更容易出现，图 2-7 为脂肪移植或注入填充物的常用部位。

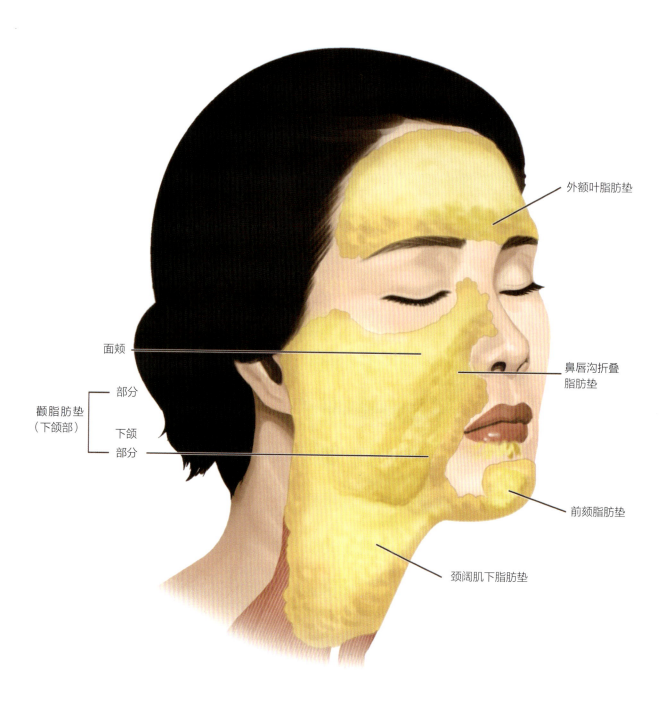

外额叶脂肪垫

面颊

鼻唇沟折叠
脂肪垫

颧脂肪垫
（下颌部）

部分

下颌
部分

前颏脂肪垫

颈阔肌下脂肪垫

图2-6 线雕提升有效的浅层脂肪部位

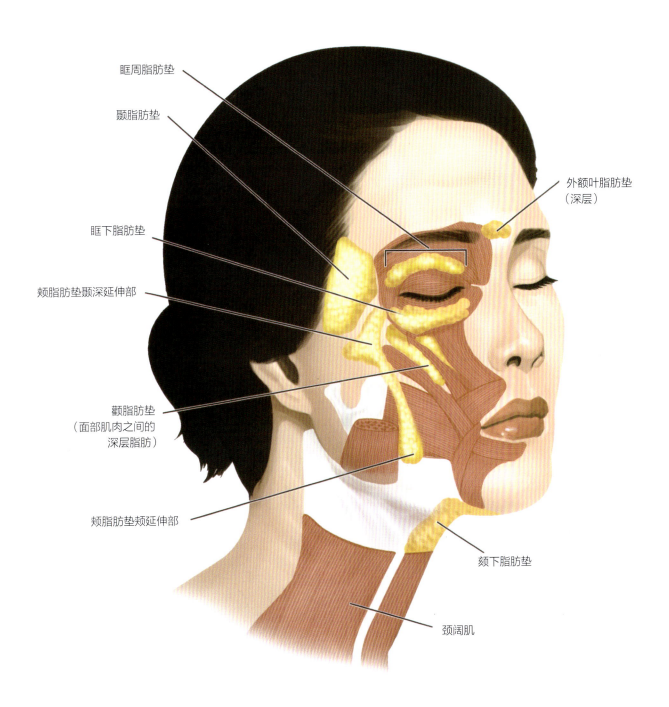

眶周脂肪垫

颞脂肪垫

眶下脂肪垫

颊脂肪垫颞深延伸部

颧脂肪垫
（面部肌肉之间的
深层脂肪）

颊脂肪垫颊延伸部

外额叶脂肪垫
（深层）

颌下脂肪垫

颈阔肌

图2-7　发生吸收的深层脂肪

3 颈部

颈部衰老后会发生以下变化（图 2-8）。

- 下颌角钝化，下颏线条不明确，脂肪松弛。
- 水平或垂直的颈部皱纹形成，颈阔肌带（Platysmal Band）形成。
- 咀嚼肌、唾液腺的肥大。
- 皮肤的紫外线损伤导致老化。

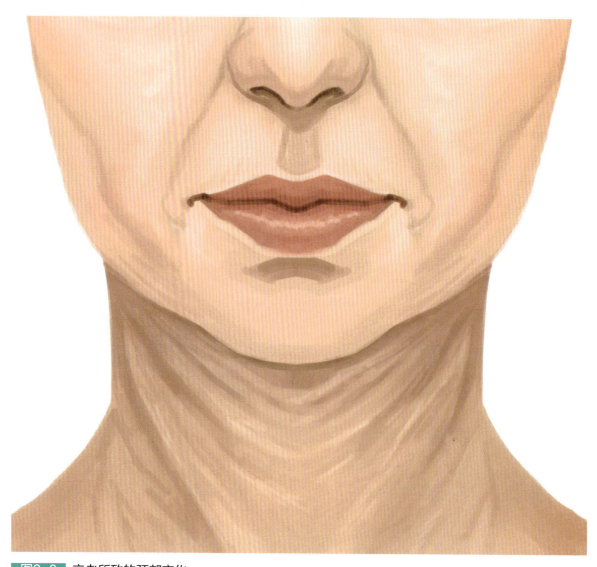

图2-8 衰老所致的颈部变化

埋线提升可以矫正的是脂肪层的下垂和颈阔肌肌肉的松弛。虽在脂肪组织较多、唾液腺过度发达，以及骨质改变的情况下能够实现一定程度的改善，但是效果有限，反而通过吸脂或注射肉毒毒素的方式等来进行矫正更有效果。故根据各自的情况，选择不同的治疗方法，鉴别这一点非常重要。对此，将在之后的章节中进一步进行介绍。

参考文献

[1] Gierloff M, et al. Aging changes of the midfacial fat compartments; a computed tomographic sudy. Plast. Reconst. Surg 2012;129:263–273.

[2] Gierloff M, et al. The subcutaneous fat compartments in relation to aesthetically important facial foldsand rhytides. J Plast Reconstr Aesthet Surg 2012; 65:1292–1297.

[3] Mendelson B, et al. Changes in the facial skeleton with aging: Implications and clinical applications in facial rejuvenation. Anesth Plast Surg 2012; 36:753–760.

[4] Reece EM, et al. The aesthetic jaw line; management of the aging jowl. Aesthetic Surg J 2008; 28; 668–674.

[5] Wan D, et al. The clinical importance of fat compartments in midfacial aging. Plast Reconstr Surg 2014; 1: e92.

[6] Donath, et al. Volume loss versus gravity: new concepts in facial ageing. Curr Opin Otolaryngol Head Neck Surg 2007; 15:238–243.

[7] Nkengne A, Bertin C. Aging and facial changes–documenting clinical signs, part 1: clinical changes of the aging face. Skinmed 2013;11:281–286.

[8] Cosain AK, Klein MH, Sudhakar PV, Prost RW. A volumetric analysis of soft–tissue changes in the aging midface using high–resolution MRI: implications for facial rejuvenation. Plast Reconstr Surg 2005;115(4):1143–1152.

Part 3

可吸收线的种类及特点

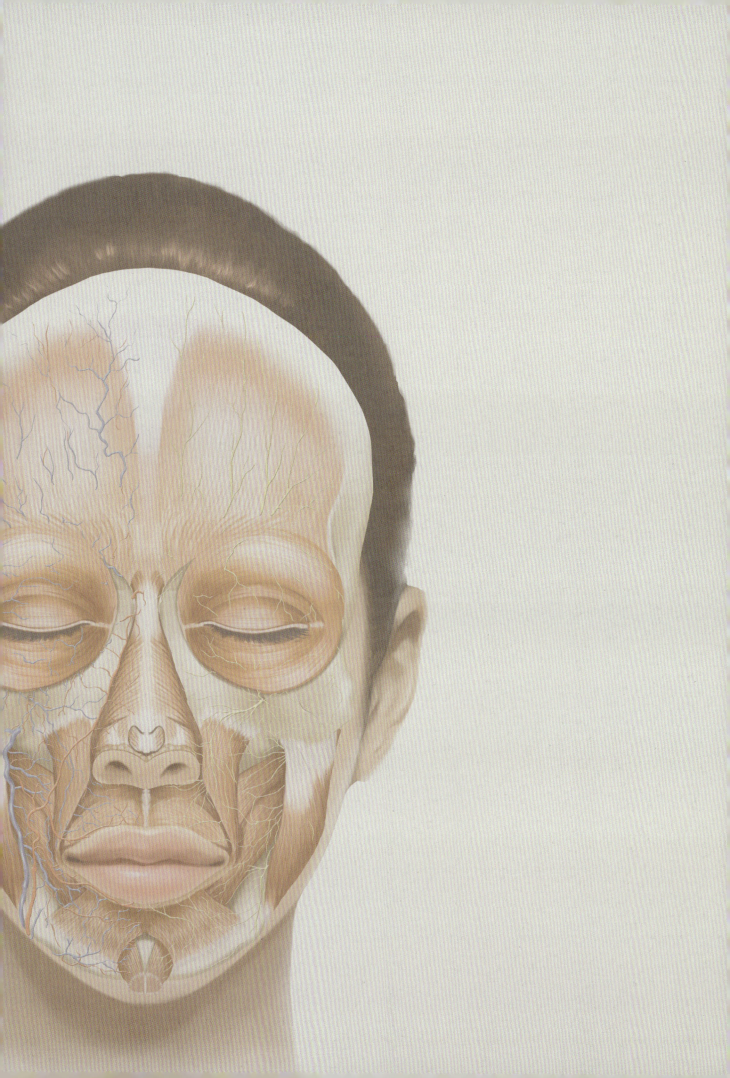

1 可吸收线的种类、历史及展望

可吸收线可以根据材料的不同和形状进行分类。根据材料的不同，虽然线材种类繁多，但是可吸收线的主要材质为 PDO，除此之外，还有 PLLA、PCL 成分的线。按形状分类，可分为没有锯齿的单股平滑线和有锯齿的锯齿线以及铃铛线。

本书以介绍可吸收线提升为主。简单回顾一下线雕史：自 2003 年开始使用 Aptos 不可吸收线；2007 年，铃铛线随线雕提升一起引入韩国，但实际上，韩国线雕提升最流行的时期是使用是无锯齿的 PDO 可吸收线；之后线的形态发生了改变，将单股线做成像旋风一样的螺旋状，即螺旋线。主要把 5—0 ~ 7—0 的细线制成的线称为第一代线。

此后，PDO 线引入了以前不可吸收锯齿线的概念，用更粗的 1—0 ~ 4—0 的线做成有锯齿线，通过锯齿固定带来更好的提拉效果开始流行起来。这样的锯齿线被称为第二代线。

对于切割后形成的锯齿线，操作后初期虽然有一定的提拉效果，但是锯齿的耐久性比想象中要弱，效果的持续时间短，之后出现了用压力机压印形成锯齿的压印线，这是最近出现的线雕方式中使用最多的方式，即第三代线。另外，PDO 线的使用已在韩国成为主导，令韩国医生非常自豪（图 3–1）。

过去的线大部分都是 PDO 材质，最近在可吸收的材料中发现使用 PLLA 和 PCL 可以延长线材的维持时间，提高胶原蛋白合成的附加效果。期待以后会出现超过 PDO 线维持时间界限的各种材质的线。

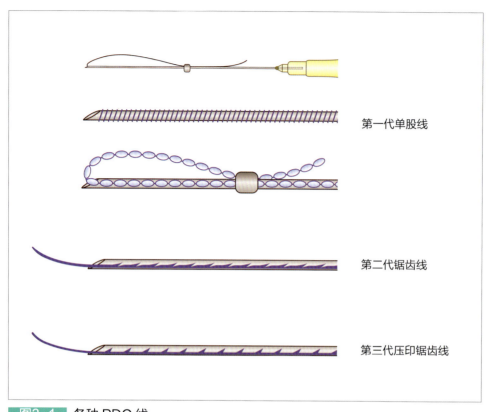

第一代单股线

第二代锯齿线

第三代压印锯齿线

图3-1 各种 PDO 线

2 单股平滑线

单股平滑线没有锯齿，粗细为 5—0 ~ 7—0。开始为单根使用，到最近由多根单股线拧在一起形成多股线，单股线有着各种变形。使用多根单股平滑线，有增加体积的效果，也可以通过纤维化作用带来皮肤弹性增加与脂肪组织减少的效果。

单股平滑线以 PDO 为主要材质，在组织中会发生如下变化：

(1) 线周围聚集嗜酸性粒细胞（Sintophile）等，形成肉芽组织（Grandulation Tissue）（图 3-2）。

(2) 肉芽组织里的胶原蛋白（Collage Maeerial）和周围的纤维组织（Fibrous Tissue）的连接（聚集效应）（图 3-3）。

(3) 聚集效应引起的周围炎症反应和肉芽的形成（机械传导）。

（4）由肉芽组织内的肌成纤维细胞（Myofibroblast）致组织收缩。

（5）毛细血管的形成，肉芽组织的形成，脂肪细胞的消失（图3-4）。

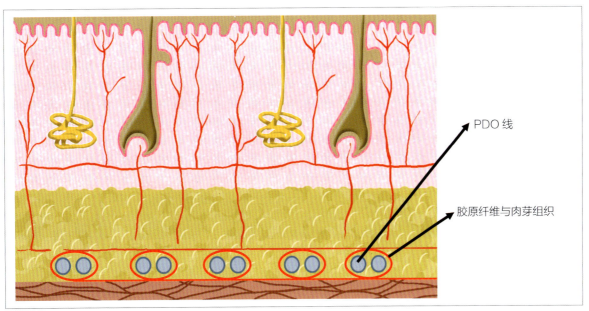

PDO 线

胶原纤维与肉芽组织

图3-2 单股平滑线操作后效果：形成线周肉芽组织（Grandulation Tissue）

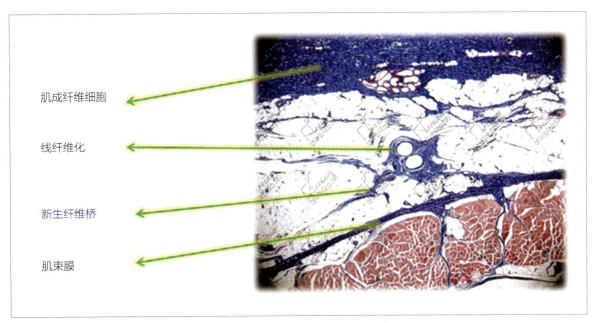

肌成纤维细胞

线纤维化

新生纤维桥

肌束膜

图3-3 单股平滑线操作后效果：纤维桥接（Fibrous Bridging）

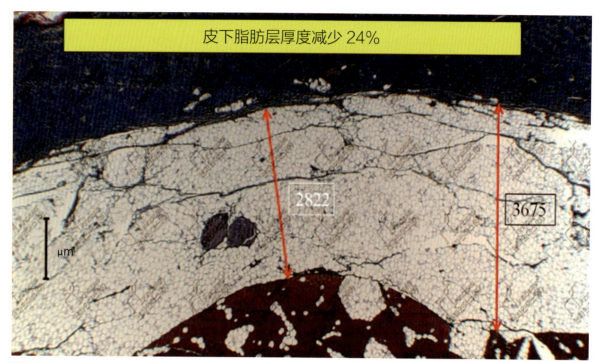

图3-4 单股平滑线操作后效果：脂肪细胞的消失

单股线的纤维化引起的提升效果应表现如下：对于提升的矢量，过去认为线之间的间隔会形成纤维化，进而缩窄，从而朝线插入的方向进行提拉（图 3-5）。最近占主导地位的观点认为，随着线的长轴纤维化，形成了更多的收缩，线插入方向应和提升方向一致（图 3-6），为此将线放在同一深度，连续插入比较有利。

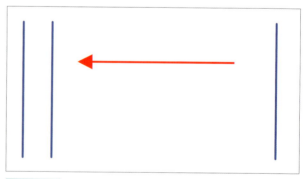

图3-5 过去的观点：两根线所在的方向发生更多的纤维化，并向该方向提升

另外，在 Enfiends 股份公司的研究中发现，PDO 线之间的间隔越小，线直径越小，更有利于细胞增殖，比起一个方向或正向排列相比，立体编织形态的模式更有利于细胞增殖，所以在埋入线材时，要紧密插入、使用较细的线、以网格或针织的形式注入，比一个方向注入有更好的提拉效果。

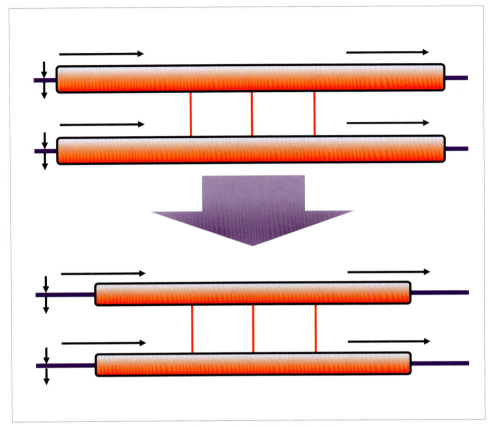

图3-6 最近的观点：以线的插入方向形成提升的原理

3 锯齿线的特点

锯齿作用于 SMAS 及脂肪组织之间的纤维组织（Fibrous Compound），起直接拉伸效果。虽然提升为主要效果，但是前面提到的 PDO 线的纤维化效果也会一同出现。

锯齿线根据锯齿的形状，可以分为有单向锯齿线、固定型双向锯齿线、非固定型双向锯齿线和 Z 型锯齿线等。锯齿形状不同，牵拉组织的效果也不同。

首先，如果是单向锯齿线，组织就会向牵拉的方向聚集。以组织聚集的效果为主，作者认为中间做锚定的固定型双向锯齿线，如果除去固定点，就等于两个单向锯齿线。固定型双向锯齿线在这种情况有向锚定方向一侧聚集的效果（图3-7）。

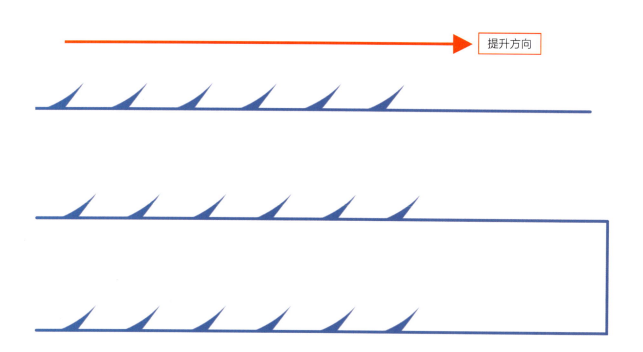

提升方向

图3-7 单向锯齿线和固定型双向锯齿线。固定型双向锯齿线除了固定点外，具有单向锯齿线的特性，将组织聚集到固定点

　　使用单向锯齿线时，若不制造固定点，则会因为线的移动而成为使用禁忌，但是如果使用短的单向锯齿线时通过打结形成固定点，就可以根据求美者的面部形状采取另一种设计方法，固定型双向锯齿线是具有固定点的单向锯齿线的另一种形式，被用于额颞部整形、腮腺固定法、双下颏手术、额部塑形。

　　对于非固定型双向锯齿线，线本身存在一个抬起组织的提升部位和一个使线向下移动的固定部位。因为锯齿的方向是逆向的，所以在提升时，组织会被拉紧，上面的组织会被拉到线的中间，即随着突起方向的改变，组织向线中间过渡部位聚集。该线可单纯插入，也可采用远端打结的方法（图3-8）。

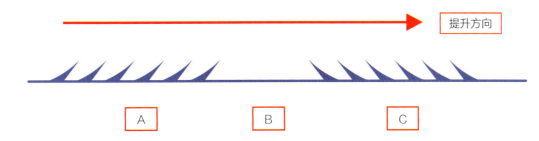

提升方向

A   B   C

图3-8 非固定型双向锯齿线（A.提升区；B.过渡区；C.固定区）过渡区起组织聚集的效果

Z 型锯齿线的锯齿方向是呈有规律的交叉型的。因此，比起线雕提升效果，不如说是在提升组织的状态下，偏向于固定的目的。作者主要在短区段手术——前颊部提升或缩小鼻翼的操作中使用（图 3-9）。

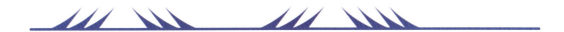

图3-9 Z 型锯齿线。与其说是拉伸产生效果，不如说是在牵拉组织的状态下进行固定

4 切割锯齿线和压印锯齿线的区别

二者相比，压印锯齿线大幅度提高了维持时间，原因如下。

4.1 与切割锯齿线相比，压印锯齿线没有线自身厚度的损伤

为了制作切割线的锯齿，切割时必然会造成线本身的损伤，最终导致线的内径减小。时间一长，内径减小的部位就会比其他部位容易被拉断，耐用性会下降。但是压印锯齿线因为线有相同的内径，即使时间久了也没有消耗部位，所以线不会断，维持时间长（图 3-10）。

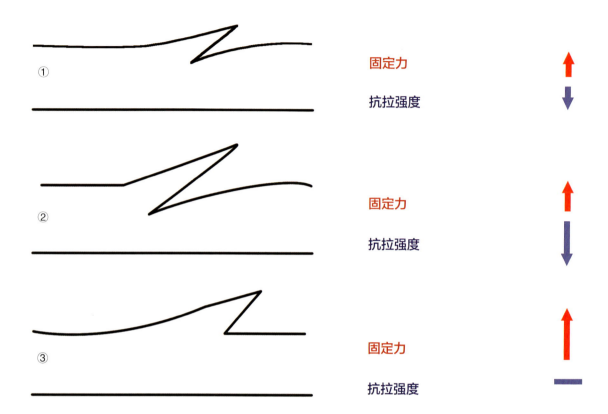

①

固定力

抗拉强度

②

固定力

抗拉强度

③

固定力

抗拉强度

图3-10 压印锯齿线增加抗拉强度的原因。①、② 切割锯齿线；③ 压印锯齿线

4.2　与切割锯齿线相比，压印锯齿线的锯齿耐久性更高

切割锯齿线的锯齿端是尖锐的，随着时间的推移和线的吸收，锯齿变得柔软，以及锯齿翻转都会导致固定力迅速下降。与此相反，使用压印线的情况下，即使经过一段时间，锯齿仍保持着坚硬的形状，即使锯齿的末端被吸收，锯齿本身也不会表现出柔软性，所以锯齿会在很长时间内持续固定效果（图 3-11）。

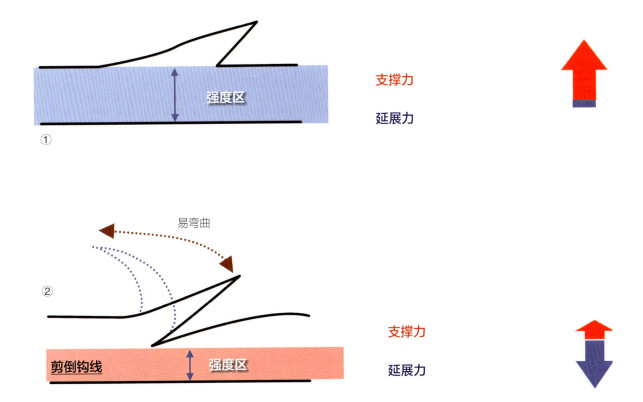

图3-11 压印锯齿线固定加强的原因。① 压印锯齿线；② 切割锯齿线

5 360° 螺旋锯齿线的特点

　　根据线纵切面分类，可以将其分为二维平面线和三维立体线。二维平面线的锯齿在同一平面的两侧，三维立体线的锯齿随着线转动360°。

　　二维结构和三维结构的锯齿会影响操作的持续效果，二维平面线与三维立体线在操作后初期都有优秀的提拉效果，但是随着时间的推移，旋转结构会影响操作的持续效果。二维平面线在早期术后因锯齿固定在组织上，所以效果很好，但是随着时间的推移，一个锯齿松开，锯齿周围固定的纤维组织会受到损伤，后面的锯齿很容易通过受损组织从而导致松开。所以操作后一旦出现锯齿松开的现象，提升效果会迅速下降。作者还把这种现象比作拉锯，一开始因为有锯齿而很吃力，但几根锯齿松动以后就容易导致前后移动了。

360°旋转锯齿线则克服了这个问题，即使一个锯齿被解开，产生组织损伤，下一个旋转也会朝着另一个方向抓住组织。因此，即使组织受损，锯齿也不会消失，从而获得更持续的效果（图3-12）。

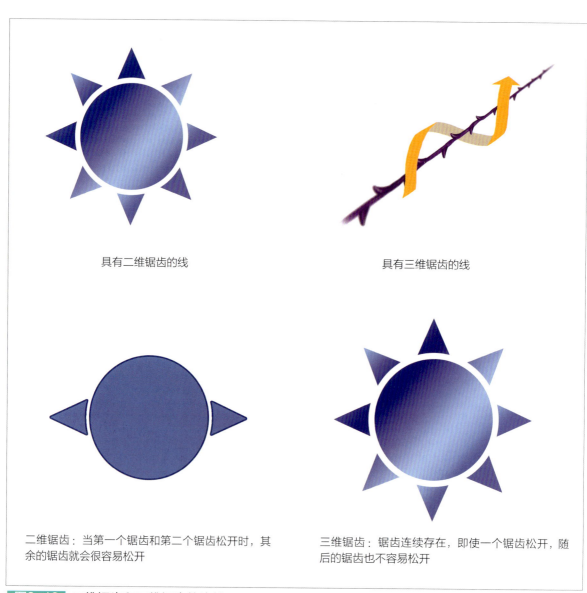

具有二维锯齿的线   具有三维锯齿的线

二维锯齿：当第一个锯齿和第二个锯齿松开时，其   三维锯齿：锯齿连续存在，即使一个锯齿松开，随
余的锯齿就会很容易松开   后的锯齿也不容易松开

图3-12　二维锯齿和三维锯齿的比较

6 铃铛线

铃铛线的材质是 PLLA，锯齿的形状为铃铛状，有很多特别之处。

PLLA 在人体内主要合成 Ⅰ、Ⅲ 型等胶原蛋白，两年后会生物降解。在生物降解逐渐消失的过程中合成胶原蛋白，初期可能会有轻微的炎症反应，但是随着时间的推移会好转，PLLA 所在的部位用胶原蛋白代替，是能够期待生成更多胶原蛋白的材料。

该线锯齿采用的是一种特殊的方式叫 Cone，它是锥形的铃铛，锯齿数量也比其他锯齿线少很多，可以在结点之间移动且不固定。

这里的锯齿是可以活动的，这在临床上是非常重要的，大多数固定的锯齿在活动较多的部位，特别是面部的内侧部位，固定的锯齿无法抵抗面部的活动从而失去固定力或形成异常的固定，有造成凹陷的危险。然而，这种可移动锯齿对面部的运动有一定的缓冲作用，使锯齿的自然排列随运动而变化，可以减少固定锯齿出现的固定力降低和凹陷现象（图 3-13）。

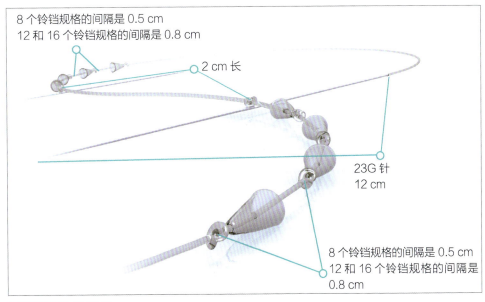

8 个铃铛规格的间隔是 0.5 cm
12 和 16 个铃铛规格的间隔是 0.8 cm

2 cm 长

23G 针
12 cm

8 个铃铛规格的间隔是 0.5 cm
12 和 16 个铃铛规格的间隔是 0.8 cm

图3-13 铃铛线

另外，在360°锯齿线中，每个横截面只有一个方向的固定力。而在铃铛线的情况下，一个锯齿是向360°方向固定的，即使是少量锯齿也具有很强的固定力。

就埋线后产生的提升效果而言，在建立操作固定点的情况下，类似于固定型双向锯齿线，在进行直接插入的情况下，则类似于非固定型双向锯齿线（图3-14）。

虽然铃铛线具有以上优点，但是除了铃铛部分以外的线身比较细，因此利用铃铛线进行固定时，组织容易被切割，从而减弱固定效果，更容易形成线的切割效应［奶酪布线效应（Cheese Wiring Effect）］，这点值得进一步研究。

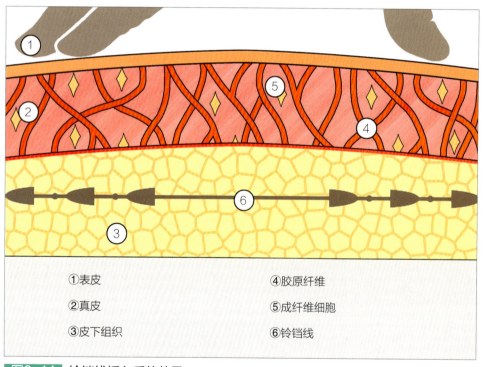

①表皮	④胶原纤维
②真皮	⑤成纤维细胞
③皮下组织	⑥铃铛线

图3-14 铃铛线插入后的效果

参考文献

[1] Sulamanidze M, Sulamanidze G, Vozdvizhenskiy I, Sulamanidze K, A. Kadzhaya. New Method of Face Elastic Thread Lift. In: Serdev N, editor. Miniinvasive Face and Body Lifts – Closed Suture Lifts or Barbed Thread Lifts. Croatia: Intech;2013.

[2] Hyun Ho Han, et al. Combined, minimally invasive, thread–based facelift. Arch Aesthetic 2014;20(3):160–164.

[3] Wu WTL. Barbed sutures in facial rejuvenation. Aesthetic Surg J 2004;24:582–587.

[4] Hyuk Kim, et al. Novel Polydioxanone Multifilament Scaffold Device for Tissue Regeneration. Dermatol Surg 2016;42:63–67.

[5] Masakazu Kurita, et al. Tissue Reactions to Cog Structure and Pure Gold in Lifting Threads: A Histological Study in Rats. Aesthetic Surgery Journal 31(3) 347–351.

[6] Isse NG, Fodor PB. Elevating the midface with barbed polypropylene sutures. Aesthet Surg J 2005;25:301–330.

[7] Isse NA, Barbed polypropylene sutures for midface elevation. Arch Facial Plast Surg. 2005;7:55–56.

[8] Domenico Amuso, et al. Histological evaluation of a biorevitalisation treatment with PDO wires. Aesthetic Medicine Volume 1, Number3, October–December 2015.

[9] Ruff G. Technique and uses for absorbable barbed sutures. Aesthet Surg J 2006;26:620–628.

[10] Malcolm D. Paul Barbed Sutures in Aesthetic Plastic Surgery: Evolution of Thought and Process. Aesthetic Surgery Journal 33(3S) 17S–31S.

[11] Peter Prendergast. Minimally Invasive Face and Neck Lift Using Silhouette Coned Sutures. Minimally invasive Face and Body Lifts – Closed Suture Lifts or Barbed Thread Lifts chapter 15.

[12] Sulamanidze M, Sulamanidze G. APTOS suture lifting methods: 10 years of experience. Clinics in Plastic Surgery 2009;36:281–306.

[13] Sulamanidze M, Sulamanidze G. Facial lifting with Aptos Methods. J Cutan Aesthet Surg 2008;1(1):7–11.

[14] Savoia A, Accardo C, Vannini F, Di PB, et al. Outcomes in thread lift for facial rejuvenation: a study performed with happy lift revitalizing. Dermatol Ther(Heidelb) 2014;4:103–114.

[15] Shimizu Y, Terase K. Thread lift with absorbable monofilament threads. Japan J Aesth Plast Surg 2013;35(2).

[16] Masi EC, et al. Suspension threads. Facial Plast Surg 2016;32:662–663.

[17] Bishara S Atiyeh et al. Barbed sutures "lunch time" lifting: evidence–based efficacy J Cosmet Dermatol 2010; 9: 132–141.

[18] Paul MD. Barbed sutures in aesthetic plastic surgery: evolution of thought and process. Aesthet Surg J 2013;33:17S–31S.

[19] Rashid RM, Sartori M, White LE, Villa MT, Yoo SS, Alarm M. Breaking strength of barbed polypropylene sutures; rater–blinded, controlled comparison with nonbarbed sutures of various calibers. Arch Dermatol 2007;143(7):869–872.

[20] 윤정현 외 . 녹는 실 – 물리적 자극을 이용한 재생의학 . 엠디월드 . 2012.

Part 4

线雕的实际情况和注意事项

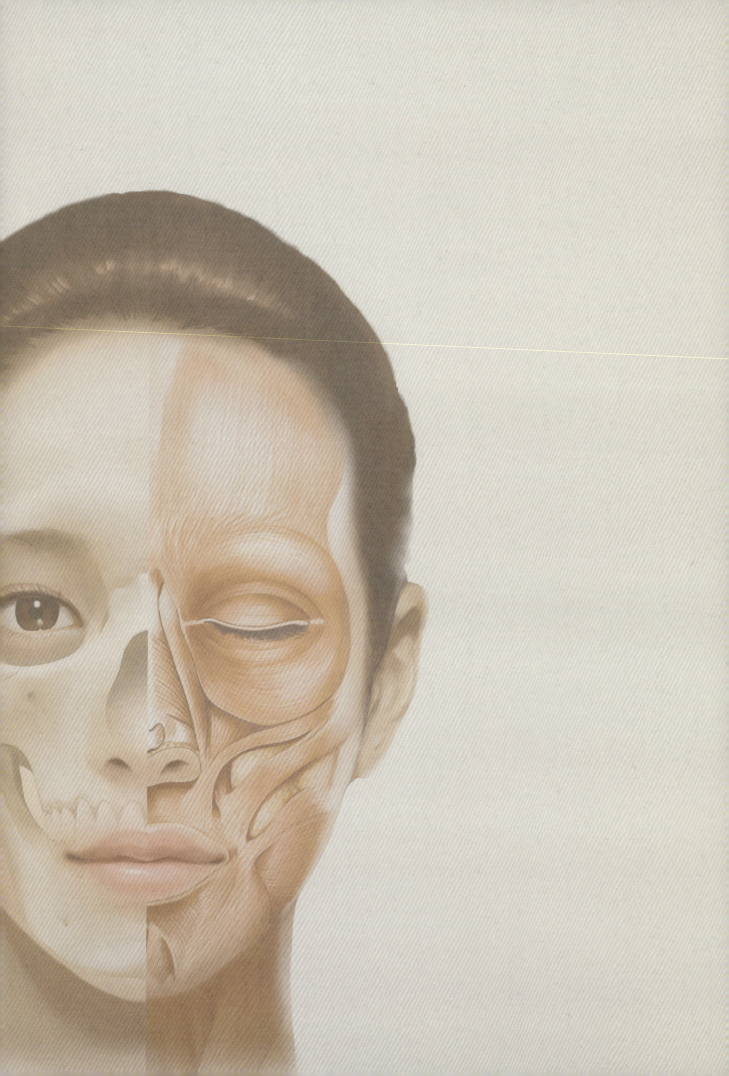

1 需要考虑的因素

在进行线雕提升前，结合求美者自身情况需要考虑的因素见表 4–1。

表 4–1 线雕提升操作前需要考虑的因素

采取什么样的体位：仰卧位（Supine）、颈部伸展位（Neck Extension）、颈部屈
曲位（Neck Flex）

如何设计：矢量的方向、固定点、提升点

用什么样的麻醉方法，是否使用肿胀液

使用什么样的线：单向线或双向线

线的主要作用层次

是使用导管，还是使用锐针线

提升到什么程度，操作后的塑形要进行到什么程度

如何固定：有无悬吊点，是否使用多个固定点等

2 咨询：在什么情况下需要进行线雕提升

多数情况下线雕提升都有明显效果，可以推荐给广大求美者使用。可能出现
线雕提升效果较差，不易进行操作者或效果可能不理想的情况，应在咨询时予
以告知。线雕提升对 35 ~ 50 岁的求美者的脂肪层有明显作用，皮肤和皮下脂肪
组织越柔软，即刻效果越好。但是脂肪层过度发达的求美者，会发生如下情况：
虽然暂时有提升，但由于重力作用，脂肪组织会在短期内恢复原状，效果无法
持续的情况；或者难以达到提升效果，反而是吸脂更有效果。在骨骼发达的情
况下，即使提升 SMAS 层，也会显露基本骨骼的形状，故线雕提升的效果不明
显。唾液腺发达或下垂的情况下，需同时进行肉毒毒素注射疗法。另外，在皮肤
严重老化、松弛的情况下，即使用线将 SMAS 层进行提升，皮下脂肪或皮肤层的
下垂，也会使面部变得不自然，还会因提拉而使皮肤产生额外的皱纹（表 4–2）。

结果如图 4-1、图 4-2 所示。除此之外，经常发生皮肤过敏反应的求美者，免疫系统有异常的求美者及患有严重的糖尿病、结核等全身疾病的求美者，有感染或肿瘤的求美者均应避免进行线雕提升。

表 4-2　线雕提升效果差的情况

脂肪层较为发达、致密的情况
唾液腺发达的情况
骨骼存在（宽大）问题的情况
皮肤弹性明显下降的情况

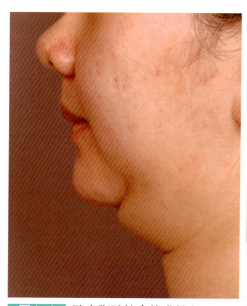
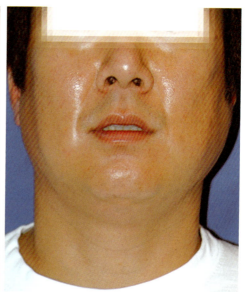

图4-1　致密脂肪较多的求美者　　图4-2　骨骼和唾液腺发达的求美者

3　操作时的体位

　　在线雕提升中，操作时求美者的体位很重要。这是因为操作是在 SMAS 层及肌膜周围进行的，这种情况下，操作时求美者体位比外部皮肤的状态更影响操作时的 SMAS 层和肌膜的状态。因此熟悉表面解剖学（Surface Anatomy）的医生更容易做好线雕提升。

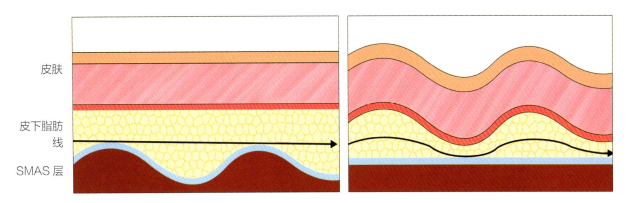

皮肤
皮下脂肪线
SMAS层

图4-3　在凹凸不平的 SMAS 层中进行操作时，操作后皮肤会因重力作用变得凹凸不平

　　在线雕提升操作中，操作时需要维持适当张力，注意 SMAS 层是否松弛。SMAS 层在不维持张力的状态下，如果在没有紧张的 SMAS 层上进行操作，操作者会保持平行进行操作，实际上，SMAS 层深度并不均匀。这种情况下，虽然认为操作时是与 SMAS 平行，但是重力作用会导致操作后出现凹凸不平的结果（图4-3）。

　　因此，面部的 SMAS 层紧绷的姿势有助于线雕提升操作，SMAS 从身体的上方往下走，从颈阔肌到 Scarpa's 筋膜，故仰卧位、颈部伸展是很好的维持张力的姿势（图 4-4）。但是根据操作种类的不同，合适的体位也会有调整，这将在后文中进行说明。

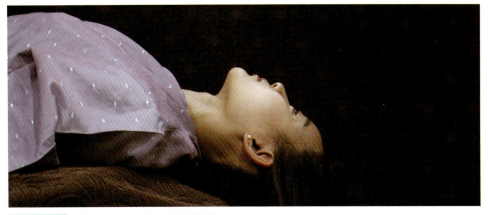

图4-4　线雕提升时求美者的体位

4 线雕设计与矢量的方向

矢量是线雕提升中拉线时组织提升的方向，是设计中的重点。皮肤松弛张力线（Relaxed Skin Tension Line，RSTL）如图 4-5 所示。提升的方向是按照垂直于张力线的方向为主要原则的，实际上，在操作中，考虑到固定点和提升点的设计等，使用了比皮肤松弛张力线更垂直或更水平的矢量。

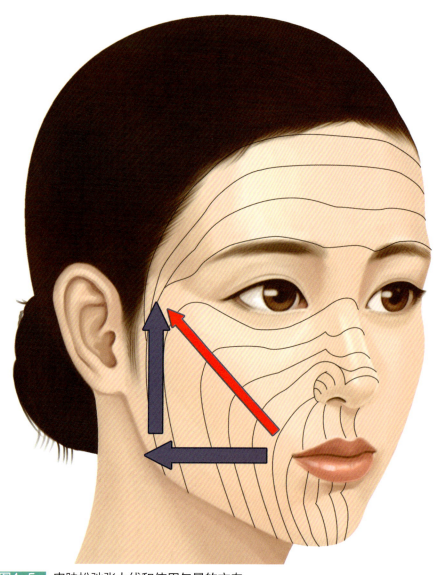

图4-5 皮肤松弛张力线和使用矢量的方向

　　另外，根据每个求美者的状态，对提升最佳矢量方向都不一样。在设计之前，用手指将皮肤向各个方向移动，提前预测向每个方向提升时的面部效果，以选择最适宜的方向（图4-6）。

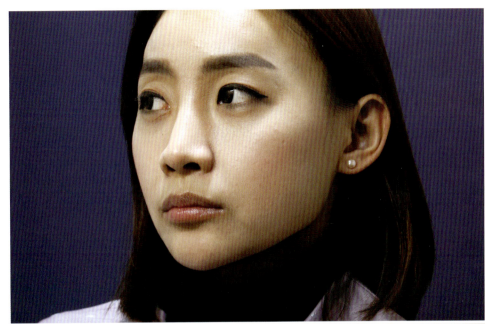

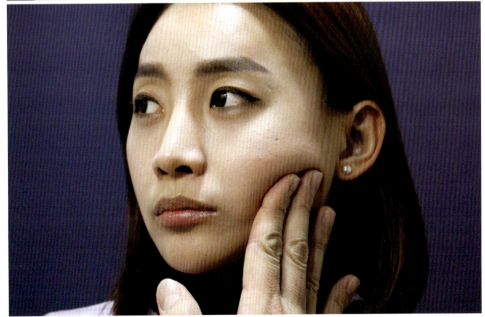

图4-6　操作前，确认每个求美者适宜的矢量方向

5　操作设计中重要的解剖学要素（图 4-7）

5.1　颧弓

颧弓（Zygomatic Arch）是在线雕提升中非常重要的解剖结构。这里存在着一条真性韧带——颧弓韧带。因为这是一个从骨骼到皮肤的厚度不同、有面神经通过，还需要注意避免可能损伤牙齿的部位，使用导管穿行操作时也比较困难。该位置也是传统的颞部固定（Temporal Anchoring）方法中必须通过的部位。作者认为，颧弓上方的颞部固定方法中，组织固定比提拉效果更明显，还会导致颧骨变高的现象，效果令人怀疑。将固定点设置在颧弓的周围，颧弓下面的组织也能够抬起，从而防止线雕提升时发生高颧骨的现象。

5.2　颧骨皮肤韧带（Zygomatic Cutaneous Ligament）

该韧带是假性韧带，在许多求美者中用肉眼即可观察到。韧带下方部位的组织非常厚、肌肉活动多，埋线后容易出现凹陷的副作用。因此，选择从颞部或发际线后面开始的长矢量的固定点时，最好不要越过这条线，设计时一定要确认其位置。

5.3　嘴角线条（口角—耳垂）

口角与耳垂的连线是一条在其他操作设计中也被使用的基准线。

这条线在线雕提升中有如下意义：在制作设计的固定点的状态下，如果超过这条线形成了提升点，下颌骨的运动会降低提升效果，或者张开嘴时会诱发疼痛，故这条线为不应该超越的标准。

有作者认为，这种观点不适用于所有情况，对此，将在后文操作部位的多种操作方法中详细说明。

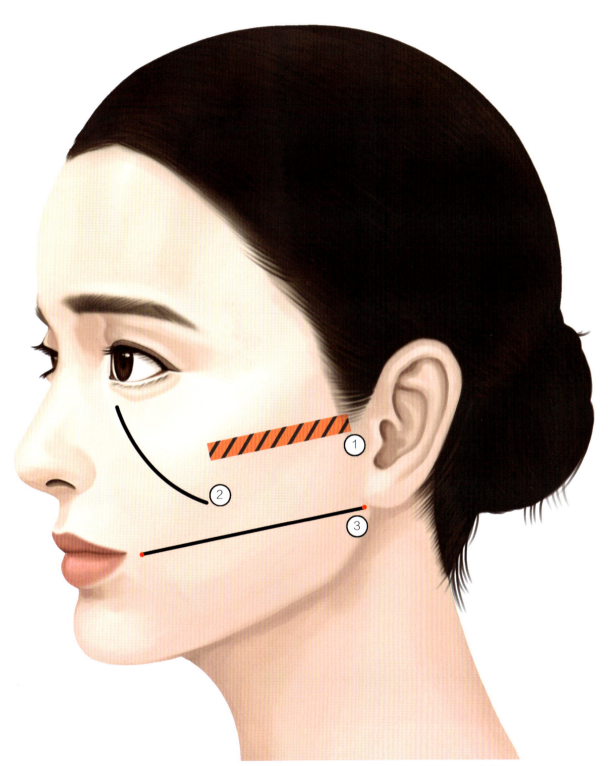

图4-7　设计时重要的解剖学元素：① 颧弓；② 颧骨皮肤韧带；③ 口角与耳垂连线

6 操作工具的准备

操作时使用的工具如下：

一般的工具与其他的操作没有太大的不同，但是使用固定型双向锯齿线时，为了制造固定点，需要使用引导钩与引导针，为了制作出口，使用尖套管。使用非定型双向锯齿线时，提升时未穿透皮肤，故使用钝针，有时也会使用带有导管的线（图4-8）。

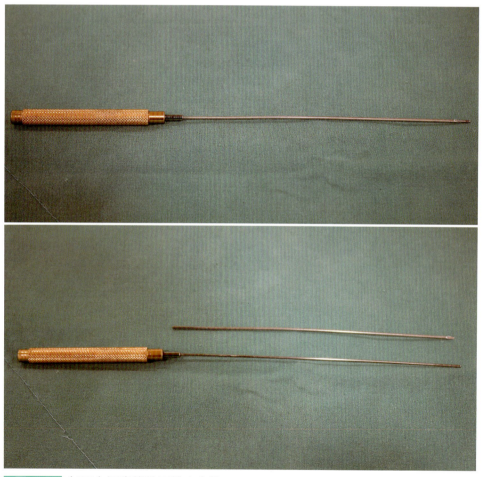

图4-8 长双向锯齿线使用的尖套管

从进针点以锐针端穿透皮肤后，为了最小化皮下组织的损伤，将内套管推进，以备插入钝针。在出口点处穿透皮肤时，再次清除内套管，使用锐针穿出

7　肿胀液的应用

　　面部的线雕提升中是否有必要使用肿胀液（Tumescent Fluid）已得到广泛讨论。因此，这里主要用线雕历史阐述个人观点，早期使用单股线进行线雕提升时无须肿胀麻醉。

　　实际上，需要使用厚厚的导管的情况下，如果没有肿胀麻醉，操作过程有明显痛感，只靠外用麻醉药很难忍受疼痛。作者认为，除了使用细线和针组合，大部分线雕提升都需使用肿胀液。另外，过了一段时间后，再次操作使用的可吸收线，在操作过程中求美者的经验很重要，为了减轻疼痛，使操作后没有淤青或水肿，使用肿胀液非常有用。作者的经验是，如果要使用需要肿胀液的导向线，就要使用 21G 以上的细针或导管注射药物。注射药物时，注入各个线路的肿胀液的容量很重要，在各自的设计线上注入 2mL 左右的肿胀液或麻醉液（表 4-3，图 4-9）。

表 4-3　肿胀液注射方法（Chang's Method）

使用 21G 以上的脊髓穿刺针或钝针

2% 利多卡因，1:100 000 稀释

或 0.3% 利多卡因溶液每条线注入 2mL

大量注射：不易判断操作深度，降低线雕的效果

少量注射：疼痛，出血增多

　　这样操作可以防止过度注入肿胀液时组织松弛，从而降低锯齿线对组织的影响。麻醉药应适量，使求美者感觉不到疼痛，从而进行灵活的操作。求美者只会在注射麻醉药时感到疼痛，操作时完全感觉不到疼痛。操作后会有一点水肿和一过性肌肉麻痹，即刻不良反应会慢慢消失，第二天即可恢复工作与生活。

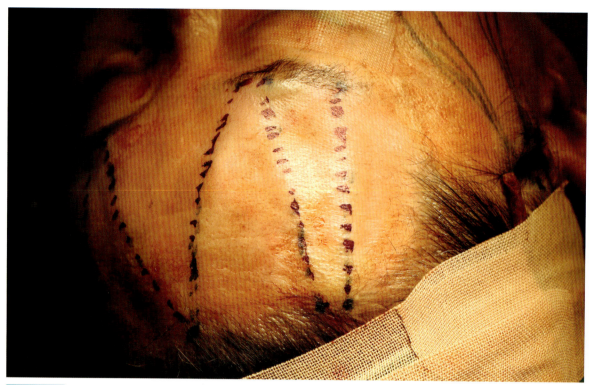

图4-9　按操作前设计标记线注射肿胀液后的效果

　　但是如果过度注射肿胀液，则会降低线对组织固定的效果，肿胀的组织很难进行正确地穿刺，所以要小心。

　　使用肿胀液或者0.3%利多卡因配方麻醉液见表4-4。

表4-4　0.3%利多卡因配方麻醉液

生理盐水 100mL
2% 利多卡因 20mL
8.4% 碳酸氢钠 10mL 1:1000
罗哌卡因 0.1mL

8 深度的确定——脂肪层的测定方法

线雕提升操作必须在与 SMAS 层平行的层次进行。若进针方向与皮肤平行则会导致凹陷，这是线雕提升中常见的副作用（图 4-10）。

因此，线雕提升成功的最重要因素在于"在适当深度的情况下进行操作"这一技巧。在操作的过程中需要实时确定合适的深度，其中在吸脂中确定脂肪层厚度的代表性方法夹持（Pinch）是非常有用的。

这一操作看似很容易，但即使是作者也需要数千例的吸脂经验才能通过夹持来准确确定脂肪组织的厚度，因此要掌握这些知识，也需要大量的训练。

埋线和吸脂比较，有相似之处，吸脂会因操作者让筋膜附近的脂肪层最小化的程度不同而有很大的差异，筋膜附近的脂肪层最小化对线雕操作结果也有很大影响，如图 4-11 所示。可见，在 SMAS 层或筋膜层找到合适位置很重要，也有一定难度。

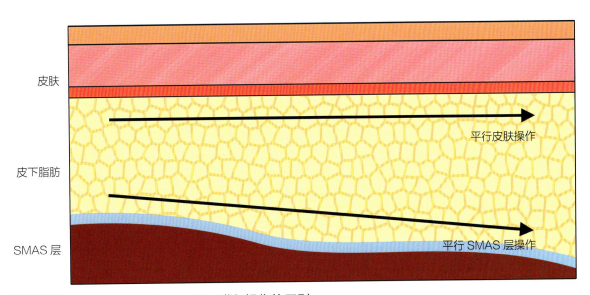

皮肤

皮下脂肪

SMAS 层

平行皮肤操作

平行 SMAS 层操作

图4-10 平行皮肤和平行 SMAS 层进行操作的区别

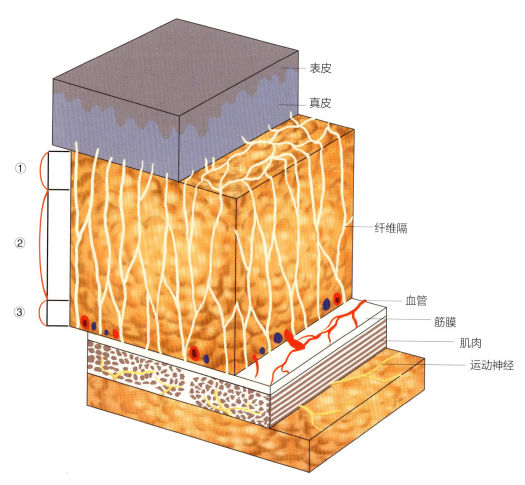

① ② ③

表皮

真皮

纤维隔

血管
筋膜
肌肉
运动神经

图4-11 吸脂时，根据皮下脂肪的深度，作者做的分类：① 任何人都不能进入的层；② 任何人都可以进入的层；③ 根据手术者的熟练度，可以选择进入的层

　　要进行精确的夹持，仅凭指尖确定导管的位置是不够的，原因如下：

　　埋线过程中推进导管时，面部脂肪层的厚度会发生变化。例如，当从颞部到下颌进行埋线操作时，颞部的皮下脂肪层的厚度、颧弓上方的皮下脂肪层的厚度、中面部的皮下脂肪层的厚度和下颌部分的脂肪层的厚度各不相同。如果不考虑这一点而匆忙进行操作，会导致操作时线不能与 SMAS 层平行，这种情况下是产生凹陷的主要原因（图 4-12）。

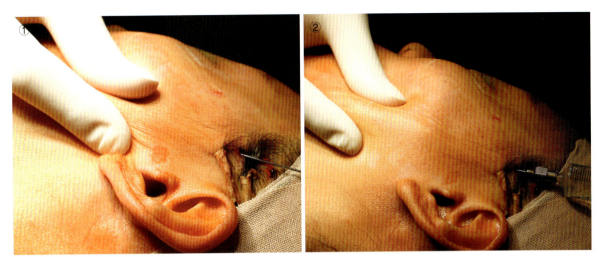

图4-12 夹持中部与下部皮下脂肪厚度的差异。①夹持中部；②夹持下部

　　另外，在夹持皮肤时，需要正确地把握皮下脂肪层。如果无条件地进行深度夹持，就会把比SMAS层更深的肌肉层也夹持于指尖，不利于进行埋线操作（图4-13）。

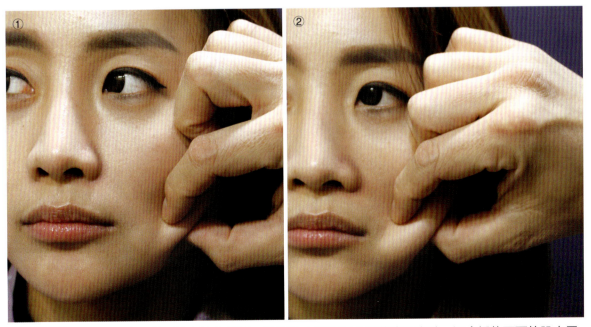

图4-13 正确地夹持和错误地夹持的例子。错误地夹持不仅会抓住皮下脂肪，还会抓住下面的肌肉层。①正确地夹持；②错误地夹持

9　操作方法不同的两种锯齿线

锯齿线中有很多产品，可以将其分成两种：一种是固定型锯齿线，即一条长的双向锯齿线，两边都有锯齿，中间有一个过渡部；另一种则是非固定型双向锯齿线。

首先观察固定型锯齿线的特点，可以发现中间过渡部分是从现有的不可吸收锯齿线发展而来的，用来作为固定点。在此基础上，单向锯齿线固定在两侧，操作时通过导管穿过皮肤并穿透提升点。固定点固定完整，且位于两侧的单向锯齿线具有整体提升效果，持续时间长，可以进行强有力的操作，缺点是操作后有可能导致颧骨部位形成肥厚。

非固定双向锯齿线具有提升部和固定部，需要用线的固定部固定线，或者单独进行用于固定的打结。提升点末端不穿透皮肤，不会在末端留下瘢痕。由于在线的中间有组织聚集的作用，因此操作后的面部轮廓更自然。对于喜欢圆润形象的韩国求美者，这种线则是更合适的选择（表 4-5）。

表 4-5　两种锯齿线的使用

两种锯齿线进行提升	
固定线	不固定线
- 需要固定	- 不固定或打结
- 出口：穿出式	- 出口：嵌入式
- 强力	- 普通
- 颧骨饱满	- 中间区域饱满

在此，固定型锯齿线在固定点处聚集组织，固定点附近会变厚。需要再次强调的是，双向锯齿线能够将组织聚集到锯齿线中央部分，从而产生更自然的效果（图 4-14）。

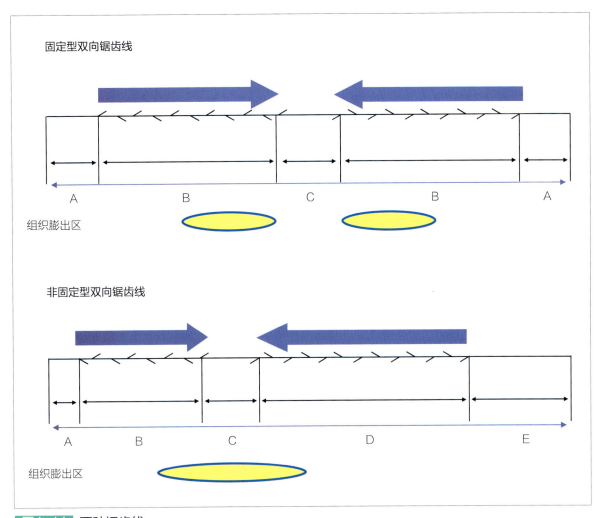

固定型双向锯齿线

组织膨出区

A　　　　　　B　　　　　C　　　　B　　　　A

非固定型双向锯齿线

组织膨出区

A　　　B　　　C　　　　D　　　　E

图4-14　两种锯齿线

10　锚定固定线是最佳选择吗？喜欢的脸型与适合的操作方法

　　每个国家人的审美都不一样。西方人喜欢棱角分明的脸与突出的颧骨，中国人则喜欢长而尖的脸型，而韩国人则喜欢圆圆的、柔和的脸型。当然大家都想通过线雕提升改善面部下垂情况。考虑到每个国家、每个人喜欢的脸型不尽相同，因此适用的线雕提升方式也会有所不同。

10.1 偏爱自然的圆形脸时

韩国人喜欢的脸型是自然的圆形。在韩国使用流行于其他国家的颞部固定时，脸会变得太尖或颧骨变宽，提升的效果的确很好，但是脸看起来很奇怪。

作者更喜欢使用固定型双向锯齿线塑造自然的面部。操作时以颧弓上方为固定点，将下颌作为提升点，插入双向锯齿线。

利用这种方法，不仅可以有效地提升下颌部的脂肪层，而且能够改善令韩国人讨厌的中面部颊凹，同时也不会产生太阳穴固定导致的颞部肥厚现象（图4-15）。

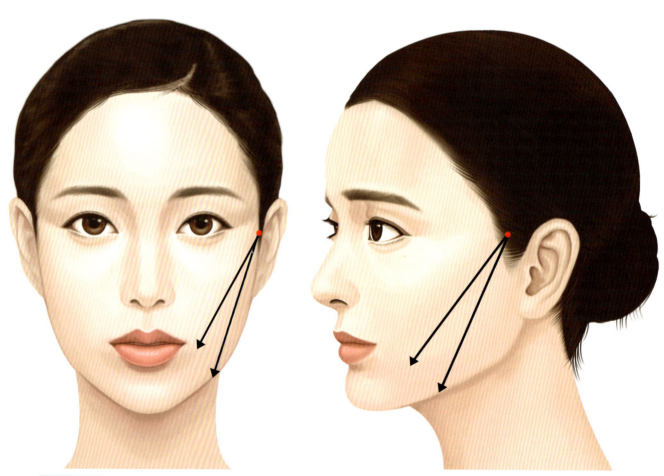

图4-15 非固定双向锯齿线圆脸设计

10.2 偏爱棱角分明的脸型

高加索人青睐棱角分明、颧骨发达的面孔。因此，喜欢用颞部固定来获得想要的脸型，反而使用双向锯齿线在颧骨下方的情况下，脸型会变得柔和，所以会觉得操作效果不理想。

颞部固定操作时选用固定型双向锯齿线，于口角上方选取出口点，提升位于固定点和提升点之间的组织。由于提升区段较小，相对肥厚的组织显得夸张，颞部肥厚更加明显（图 4-16）。

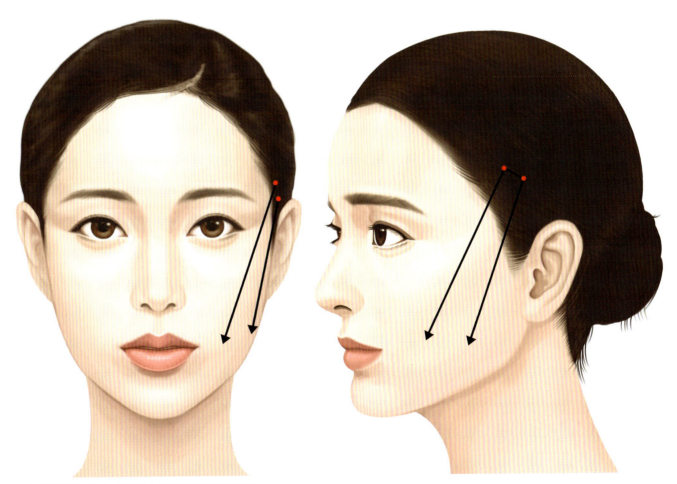

图4-16 经典太阳穴固定后的面部变化

但是像图 4-17 一样，需要注意过度使用太阳穴固定时，特别是在下颌部脂肪多的求美者中容易形成下颌角部位的凹陷和颊部夸张的结果（图 4-17）。

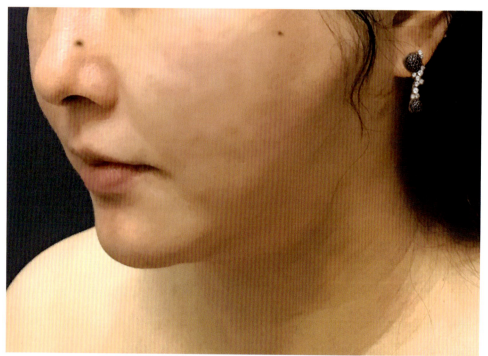

图4-17 过度的经典固定法导致下颌角凹陷和面颊肥厚

10.3　偏爱下颏尖而灵巧的脸型

中国人更喜欢下颏尖而长、颧骨不太发达的脸。因此，适用于固定型双向锯齿线，比起为了维持现有的操作时间，在口角线上制作出口的方法，将出口放在下颏部，让下颏变得更尖，整体提升，有助于减少肥大。如果想要得到更加灵巧的脸，可以通过另外的矢量，附加非固定型双向锯齿线（图 4-18）。

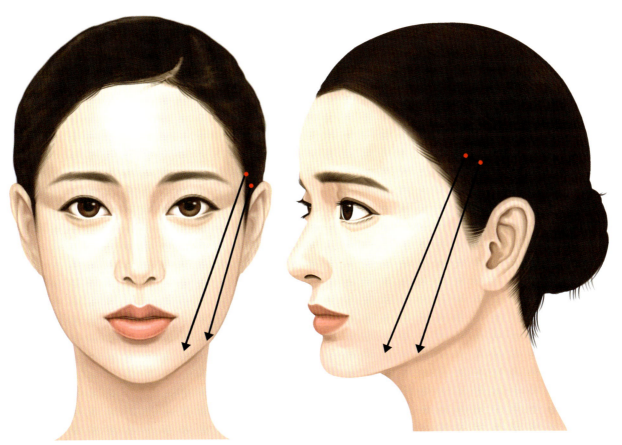

图4-18 为了使下巴更尖，颞侧锚定的设计

11 线雕提升拉只能用于 SMAS 层吗

线雕基本上是以 SMAS 层为标准进行治疗的。如果单纯想拉紧 SMAS 层，在没有太多松弛脂肪层的年轻求美者中是没有问题的，在较严重的脂肪松弛的老年求美者中，牵拉 SMAS 层时，松弛的纤维组织仍然无法有效拉紧。因此，在这种情况下，应提升至更深的脂肪层，而不仅是在 SMAS 层（图 4-19）。

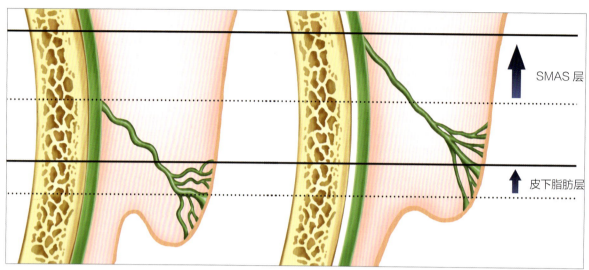

SMAS 层

皮下脂肪层

图4-19 仅提升 SMAS 层时会有皮下脂肪层提升不足的可能

另外，也可以在皮下脂肪松弛的求美者中加入单股线融化脂肪层，形成纤维化。

12 塑形

在线雕提升中，塑形是将线上的锯齿均匀地固定在面部脂肪组织之间或 SMAS 层上的过程。检查凹陷的部位时，按照矢量方向推动埋入的线，就像是在拉伸凹陷区域一样，尽快纠正操作后立即出现的凹陷。注意过度的塑形可能会使线松开，从而减弱提拉效果（图 4-20）。

凹陷这一副作用中将会在后文中解释。

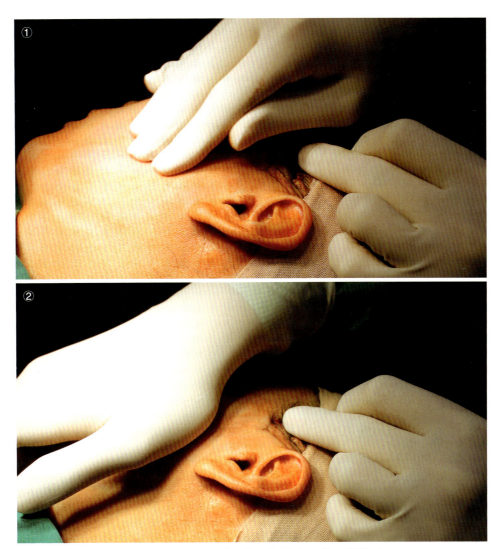

图4-20 塑形（用手指或手掌推动）。①手指推动；②手掌推动

13 术后处理及过程观察

  为了尽快消除水肿，可以使用压迫面罩。但是，压迫面罩并非必需品，通常只需要定期检查是否出现了操作初期凹陷这一副作用即可。

  操作后建议常规口服3天左右的抗生素，若伴有疼痛，特别是肌肉深层固定引起的疼痛，必要时使用1~2周止痛药。

14 固定的种类：打结

　　线的固定是线雕提升中非常重要的环节。埋线后进行固定在很大程度上影响了线雕效果的持续。固定型锯齿线提前进行固定并插入线，所以固定效果最强。

　　对于双向锯齿线，固定线的锯齿起固定作用，如果只用这个进行固定，锯齿线的锯齿是线材中最先被吸收的部分，所以时间一长，即使在整个线材没有被吸收的情况下，固定部的锯齿也会被吸收，导致操作维持时间变短的低效现象。因此，为了使双向锯齿线能被有效利用，作者建议使用打结这种方法。

　　打结时，有必要在入口区域将其打开得比进线处稍大一些，使用小组织剪将其扩大即可，并且不建议使用单独的切口或即后的缝合方法。

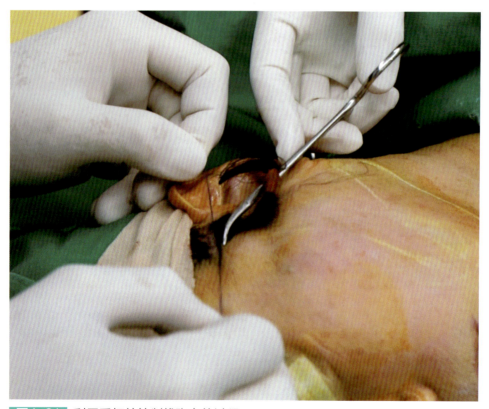

图4-21 利用手打结控制线张力的过程

　　将线插入扩大后的固定点，然后将线的末端打结。打结时可以使用针或持针器，但作者主要使用手工打结。这是因为在打结之前，可以通过将其从固定点的内部稍微拉出一点来提起插入的线，因此提拉的强度可以由打结需要的张力来决定（图 4-21）。

　　此时，打结以两个结为宜。如果打 3 个结，虽然能够稳定地固定，但是经常会碰到操作结，容易将入口损伤或者扩大。

　　如果以这种方式打结，则还有一个优点，只有在线固定时尖锐地切割组织，减少使固定点效果下降的奶酪布线效应（图 4-22）。

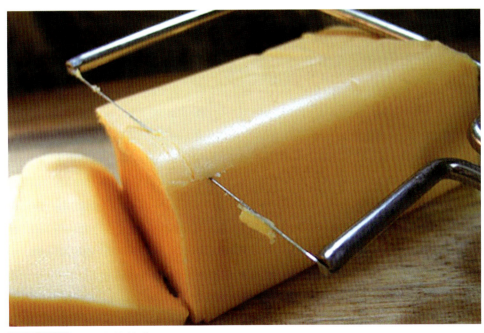

图4-22　奶酪布线效应

使用非固定型双向锯齿线进行打结（图 4-23）

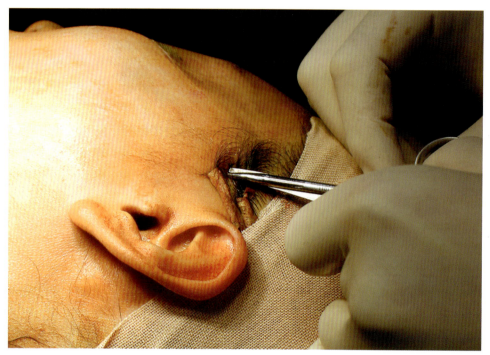

图4-23（a） 利用组织剪扩大埋线入口部位

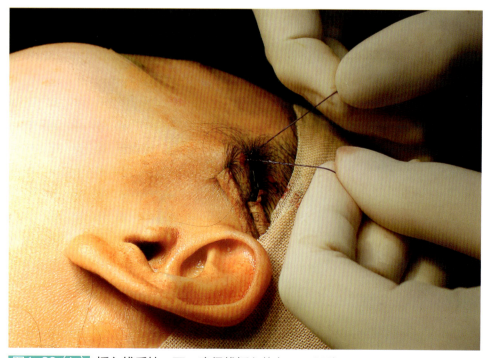

图4-23（b） 插入线后拉一下，确保线插入均匀、无凹陷

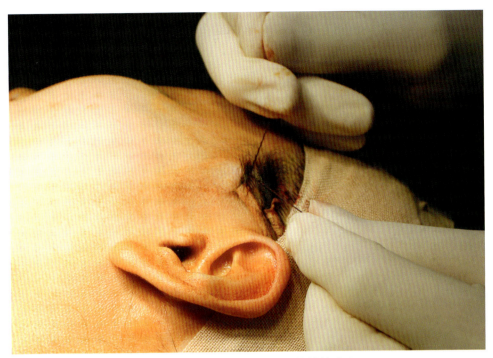

图4-23（c） 打结时以手打结为主，借此再次调整线的张力

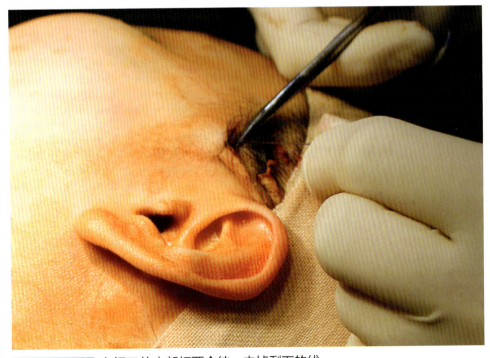

图4-23（d） 在切口的内部打两个结，去掉剩下的线

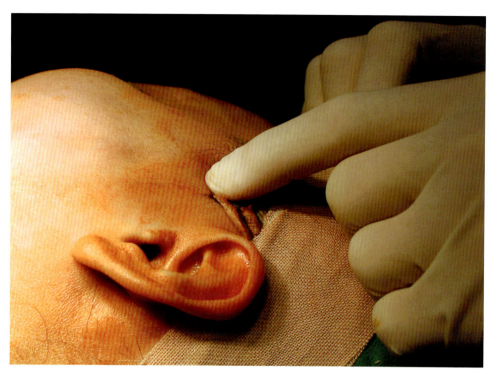

图4-23（e） 将凹陷的进线口用手指按平

15   聚酯类线的降解与温度的影响

埋线提升后，有很多人会询问再次埋线的可能性与时间。作者查阅相关文献得出的结论如下：

具有酯键的聚合物（例如 PGA、PDO 和 PLA）在体内被降解以破坏酯键，其中间产物和最终产物都被安全地排到体外（图 4-24）。

目前 pH、温度、力学因素、辐照、酶等影响 PDO 降解的因素都已经有相关研究，温度是直接影响最大的因素，但重复的机械应力和酶会影响分解 。pH(环境变量）和辐照（结晶度降低、分子量降低）都没有间接影响。

总之，通过 Arrhenius 方程解释了具有降解行为的聚酯基聚合物的分解。

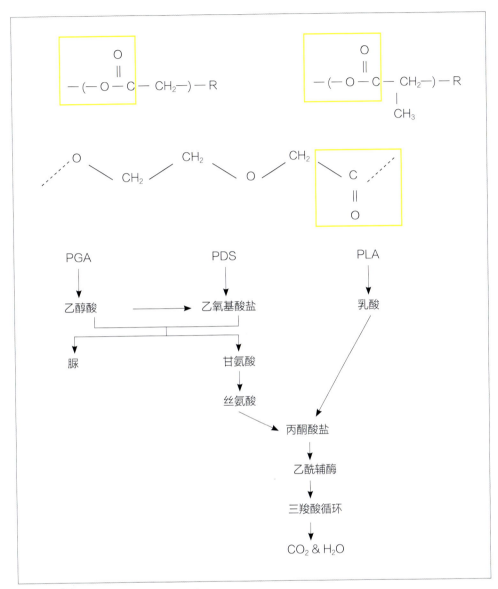

图4-24 聚酯高分子的分解过程

$$k = Ae^{-E_a/RT}$$

- $k = Ae^{-E_a/RT}$
- k：反应速度常数
- A：碰撞频率（单位时间冲突次数），常数
- E_a：激活能量（单位：kJ/mol）
- R：气体常数［8.314J/(mol·K)］

从等式可以看出，反应速率随着频繁的碰撞（A）、较低的活化能（Ea）和较高的温度（T）而增加。其中，活化能取决于物质的状态（聚合物的类型、分子量、结晶度等）、温度（T）和碰撞频率（A）可以看作是外部变量。

温度对聚酯类聚合物水解的影响的研究表明，影响取决于测试材料和环境的不同，每增加10℃，加速作用约为3倍（图4-25）。

尽管很难将体外测试结果与人体情况画等号，但作为实验结果，线雕提升后的热处理（高频、微波、热玛吉等）不仅在开始时会有影响，而且在很多时候都会影响提升效果，所以建议不要多次进行热处理，甚至可以避免使用它。相反，可以使用热处理作为缓解症状的治疗方法，如果产生锯齿的副作用，可以通过热处理促进线的吸收。

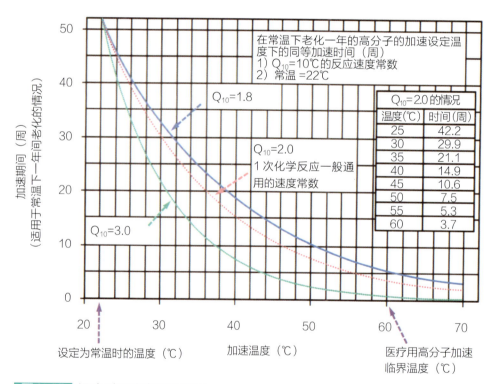

图4-25 温度对聚酯类线的影响

参考文献

[1] Peter B, et al. Bioabsorbable implant material review. Tech Sport Med 2004; 12: 158–160.

[2] Yang, Ke-Ke, Xiu-Li Wang, Yu-Zhong Wang. "Poly (p-dioxanone) and its copolymers." Journal of Macromolecular Science, Part C: Polymer Reviews 42.3(2002): 373–398.

[3] Deng, M., et al. "Effect of load and temperature on in vitro degradation of poly(glycolide-co-L-lactide) multifilament braids." Biomaterials 26.20 (2005): 4327–4336.

[4] Fitz, Benjamin D., Dennis D. Jamiolkowski. "Hydrolysis profiling: An in vitro methodology to predict in vivo absorption time." Journal of Biomedical Materials Research Part B: Applied Biomaterials 101.6 (2013): 1014–1022.

Part 5

不同类型
线材的使用方法

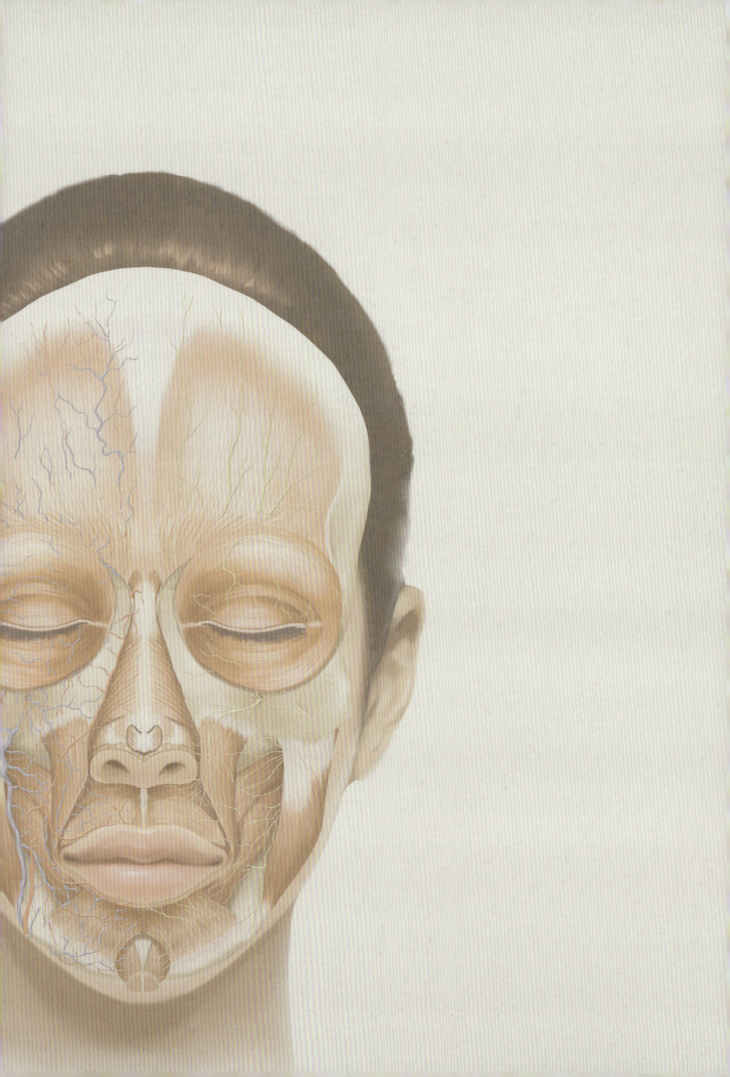

1 单股平滑线的操作方法

单股平滑线的操作非常简单，使用局麻药软膏，待麻醉起效后就可以进行操作了，与需要首先进入 SMAS 的锯齿线不同，单股平滑线在接近脂肪层的真皮层（真皮中深层）进行操作。

操作起效的原理是肉芽组织的形成和肌成纤维细胞引起的组织收缩以及毛细血管的形成，既能产生简单的提拉效果，还可以在脂肪组织或肌肉组织过度发达的情况下产生组织吸收和纤维化，从而产生减少体积的效果。在纤维组织相对较多的地方，纤维化程度会更高，从而达到增加体积的效果。在因皮肤老化现象导致皮肤弹力下降的地方，还可以通过合成胶原蛋白来改善皮肤的弹性。

1.1 埋线前需要注意的事项

1.1.1 矢量的方向

在单股平滑线中，提升的效果是随着线的吸收产生的胶原蛋白而形成的。

胶原蛋白形成于线的周围，并且此时单股线的提升方向与线的插入方向垂直，但是最近的观点是提升方向与线的方向一致。因此，需要沿所需矢量方向进行埋线。

在实际的临床实践中，我们发现提升的锯齿线插入方向与单股线的插入方向一致（图 5-1）。

1.1.2 插入线的数量

胶原蛋白的合成与线的个数成正比，所以理论上讲，使用大量线会刺激大量胶原蛋白的合成。但是，如果使用过多的线材，线材本身会导致体积增大和水肿，这反而会使求美者的面部在初期看起来变胖，而且水肿会持续很长时间，故不建议使用过多的线材，一般以一侧面颊使用 20 ~ 50 根线材为宜。

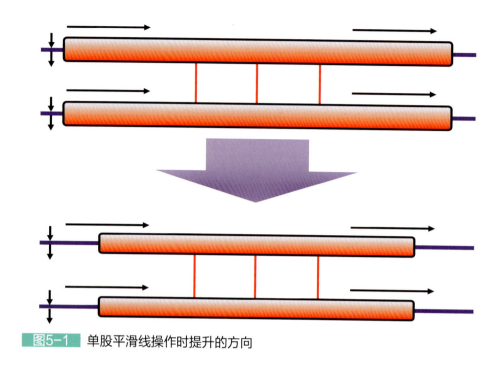

图5-1 单股平滑线操作时提升的方向

1.1.3 深度的确定

单股平滑线比锯齿线更能进行不同深度的操作。 想象一下，如果单股平滑线的效果是合成胶原蛋白和减少脂肪组织，那么为了改善皮肤的弹性，就需要把线材插入到更浅的深度；为了减少脂肪组织或肌肉组织，就会直接插入到想要减少的组织层中。

但是，如果把线材插入浅层，线材就会穿透到真皮层，或者因为线材形成的肉芽肿而使皮肤表面变得凹凸不平，所以不能在真皮以上的表层进行埋线。

1.2 多种用法

单股平滑线的插入方法有水平插入法、垂直插入法、缝纫插入法、Z形法、网格插入法、圆形插入法等，主要方法操作如下：

1.2.1 水平插入法、缝纫插入法

单股平滑线提升中最常用的方法是在皮下同一层平行插入线的方法。通过变形手法，有缝纫插入法，它是像缝纫一样上下缝合皮下多层的深度组织，最终达到紧致组织的效果。主要用于塑造下颌线（图 5-2）。

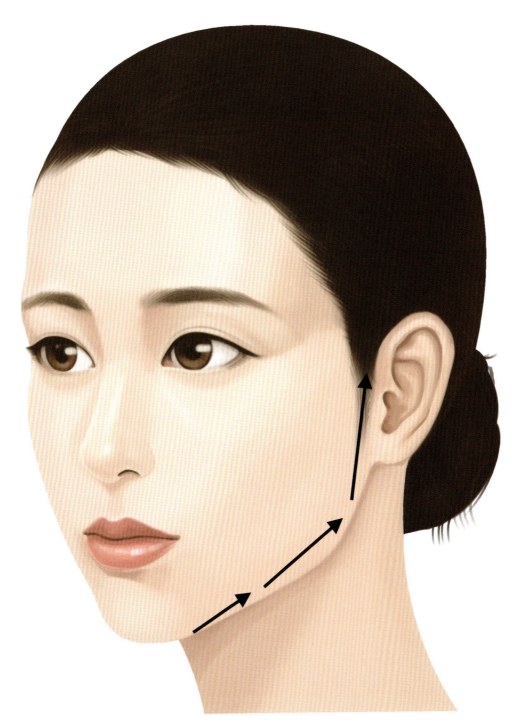

图5-2　水平插入法在下颌线提升中的运用

1.2.2 Z 形法

用单股平滑线在皮下的同一层像缝纫一样缝合，达到聚集侧面组织的效果。主要用于较深皱褶，如法令纹的治疗。最近使用多股单股平滑线绞合成的编织线将这种效果发挥到极致（图 5-3）。

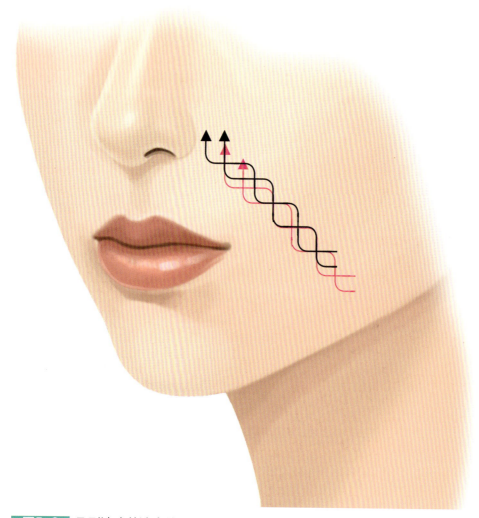

图5-3　Z 形法改善法令纹

1.2.3 网格插入法

临床中常呈网格状插入单股线。以网格插入的线本身形成板状，从外部推动下垂的脂肪组织以及纤维化减少脂肪组织本身的体积。主要用于纠正下颌部下垂、减少下颌部脂肪等，以矫正形态为目的，也可用于矫正吸脂后松弛的赘肉或改善新形成的皱纹等（图5-4）。

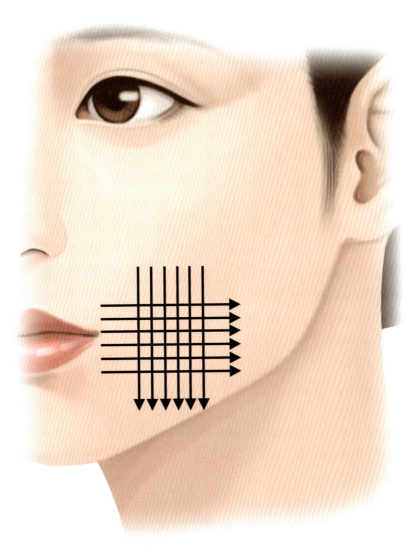

图5-4　网格插入法在矫正下颌部组织下垂中的应用

2　网管线

　　网管线是单股平滑线的发展，以塑形为目的，将单股平滑线编织成多股，是一种效果较好的方法。2012年，*N-Finders*上发表的一篇论文中指出，线的直径和间距越小，组织的活化就越好。根据这一结论，Woven发现，当线的形态呈网织状时会产生很强的组织活化（图5-5）。

　　线编织成多股后成为支撑组织的网管线，随着时间的推移，促进胶原蛋白的合成，能够表现出比多插入一根单股平滑线更长时间的持续塑形效果。

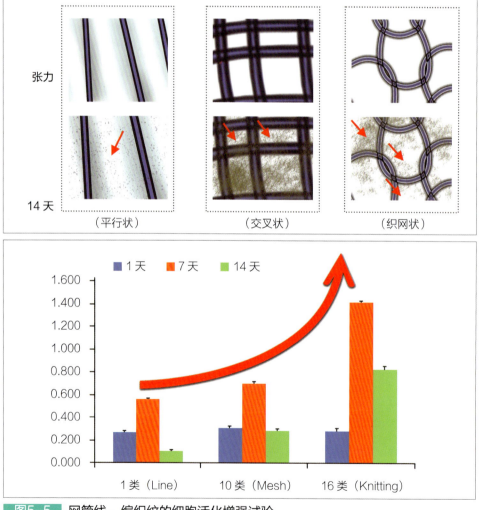

图5-5　网管线：编织纹的细胞活化增强试验

用于增加体积的情况：所有因为衰老而导致凹陷的区域均可使用。例如下睑部区域、鼻唇沟、木偶纹、面颊、颈部皱纹或鼻子等。可联合锯齿线进行支撑，进一步延长锯齿线的维持时间（图5-6）。

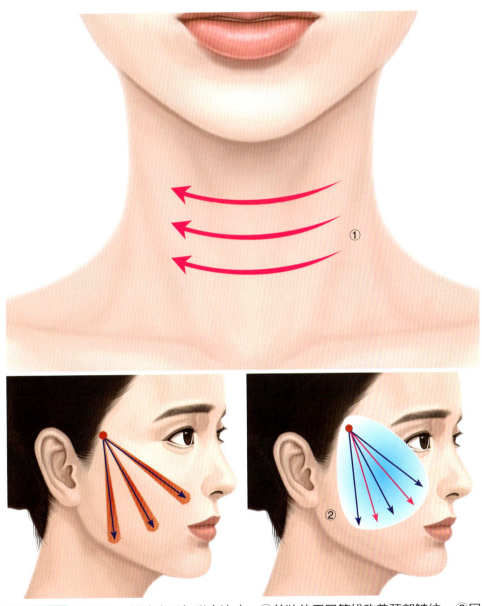

图5-6 网管线：单独应用与联合治疗。①单独使用网管线改善颈部皱纹；②网管线联合锯齿线的用法

3 固定型双向锯齿线的多种使用方法

根据固定点的位置和设计的形式，固定型锯齿线可以有多种用法，具体如下：

3.1 U 形固定提拉

将线先锚定到两点，形成坚硬的固定点，再向提升的方向插入线，形成提升点。采用固定型双向锯齿线使轮廓柔和，通过颞部固定、耳旁固定或耳下固定的提拉均属于此类（图 5-7）。

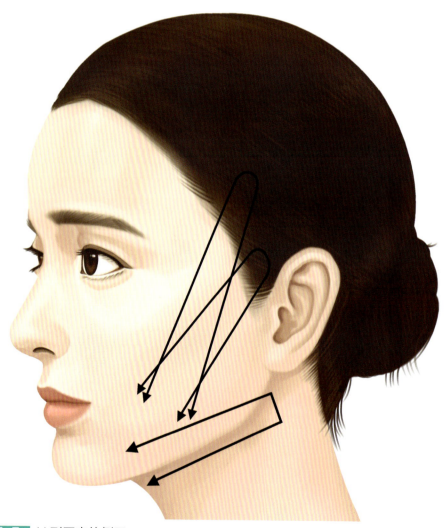

图5-7 U 形固定的例子

3.2　L 形、V 形提拉

这是一种用一个固定点的提拉方法。使用固定型双向锯齿线或铃铛线进行 V
形提拉。与 U 形固定的不同之处在于，V 形固定通过将固定点保持在颞部和颊
侧来形成固定点，并在下颌方向上做提升点。

L 形提拉将固定点定位在耳下的颈阔肌耳韧带上，一侧指向耳前上方，一侧
以下颌做提升点，固定点沿两个提升点矢量之和的方向有提升的效果（图 5-8）。

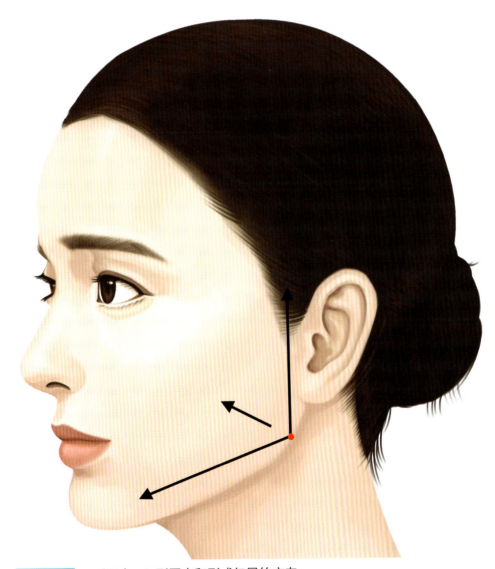

图5-8　L 形固定。L 形固定和形成矢量的方向

3.3 交叉方式

方法改进自传统的 U 形固定法，将提拉点进行一次交叉操作。与常规的 U 形固定法强调上下线的矢量方向相比，这种方式可以形成更强的提升（图 5-9）。

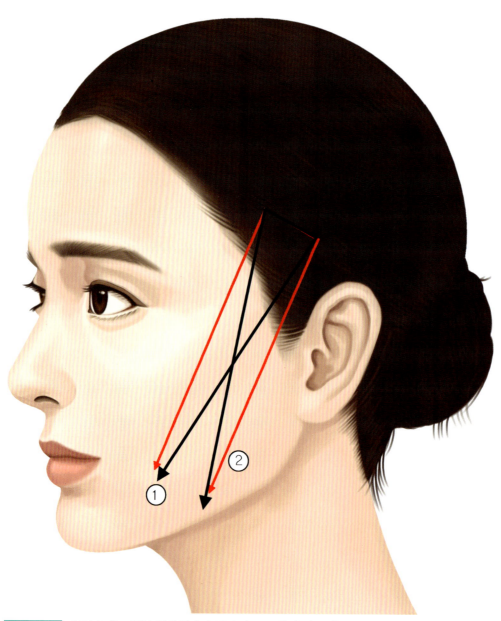

图5-9 交叉方式，相比提升的方向而言有更强的力度。① 交叉矢量；② U 形矢量

3.4 下颏部提升

在下颏中部通过一个插入点插入固定型双向锯齿线或铃铛线，然后向两侧拉线，使下颏抬高。这种情况是将两侧的提升点作为注入点而有提升的效果，使插入点成为提升点而不是固定点，效果和吊床相似（图5-10）。下颏部实操见图5-11。

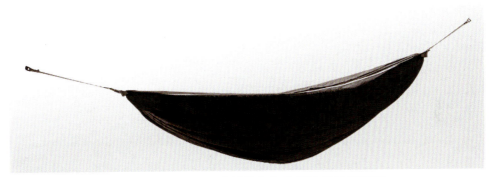

图5-10 下颏部使用固定型双向锯齿线将组织向两边拉的原理图

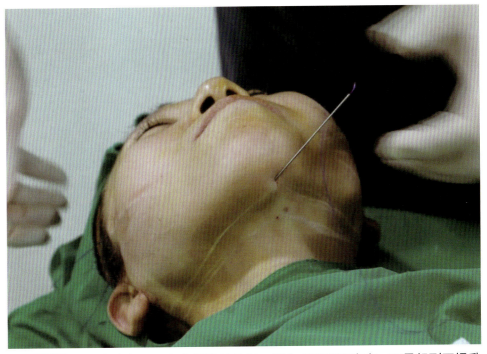

图5-11 下颏部实操图。在向两边拉伸时，插入点不做固定点，而是起到了提升点的作用

4　使用导管和锐针线哪种方法更好

　　锐针线是在传统的固定型双向锯齿线的末端附加针的线（图5-12、图5-13）。在与SMAS层平行操作时，线材要细致地贯穿脂肪组织之间的纤维组织，这时细而锋利的锐针要比厚钝的导管更有效。操作经常需要转向，对于转向而言，锐针比导管更容易操作，我们可以在操作过程中改变深度，有利于随时改变操作方向和多重固定点的形成。关于多重固定点，我们将在下一章中再做介绍。

　　除此之外，由于连接线材上的锐针比导管更细，所以这种操作会减少在使用导管过程中因导管宽度造成的纤维组织扩张和受损情况。

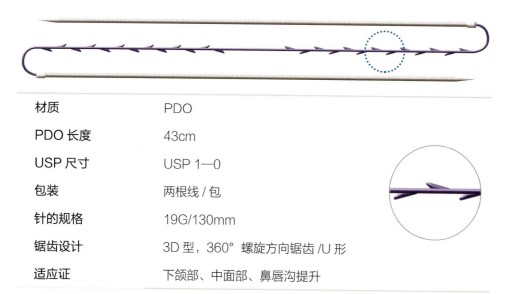

材质	PDO
PDO 长度	43cm
USP 尺寸	USP 1—0
包装	两根线 / 包
针的规格	19G/130mm
锯齿设计	3D 型，360° 螺旋方向锯齿 /U 形
适应证	下颌部、中面部、鼻唇沟提升

图5-12　锐针线

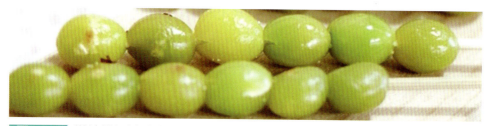

图5-13　锐针线通过对脂肪组织间的纤维组织进行细致的操作，更容易进行平行SMAS 层的操作

5　什么是多重固定点？一种新设计

多重固定点的定义，是指在固定型双向锯齿线的应用中，线材穿透皮肤后，利用该穿透点再放入线材，再根据不同的矢量插入线材的方法。

在传统的固定型双向锯齿线中，将剩下的线材剪切下来，作为其他矢量的方向来进行附加矢量的手术。操作时，由于提升点又起到了固定点的作用，新形成的固定点具有延长效果持续时间的优点。

在这样改变矢量的过程中，固定型双向锯齿线中原本存在凹陷问题的点变形为固定点，由此新形成的固定点可能会产生凹陷（图5-14）。

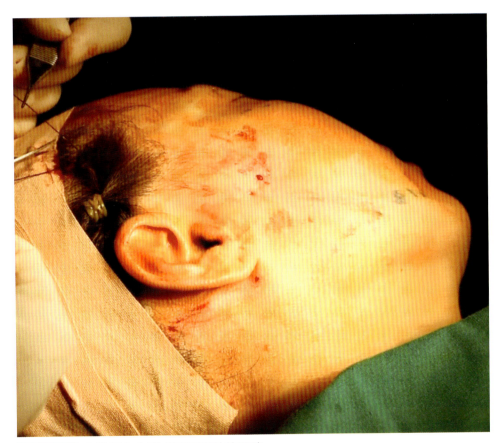

图5-14　多重固定点形成后可导致的凹陷

为了防止这种新形成的凹陷，将提升点变为固定点时，需要将针垂直插入最少 3mm 的深度后再转向进行操作（图 5-15、图 5-16）。

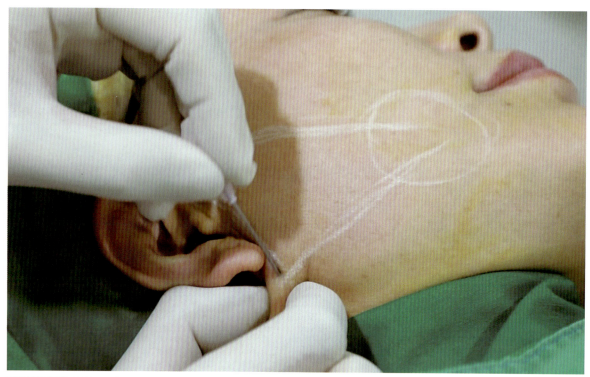

图5-15 针的深度与剥离，避免出现凹陷

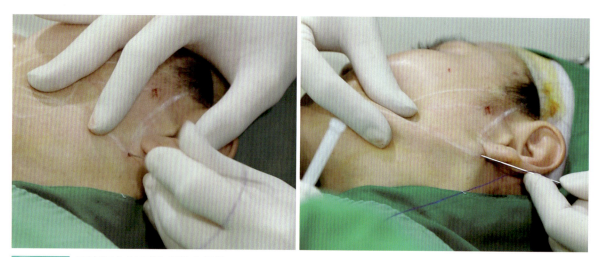

图5-16 垂直插入针后进行转向操作

一般情况下，面部皮肤厚度从眉毛厚度 0.5mm 到下颌部分 2.5mm 不等，如果在较浅的地方转换插入线的方向，就会出现凹陷。因此，皮下 3mm 穿行并不是绝对厚度，这也需要根据面部不同部位进行变化。另外，为了避免出现凹陷，利用针在新形成的固定点充分地剥离皮肤和皮下脂肪层，也是非常好的方法（图 5-17）。

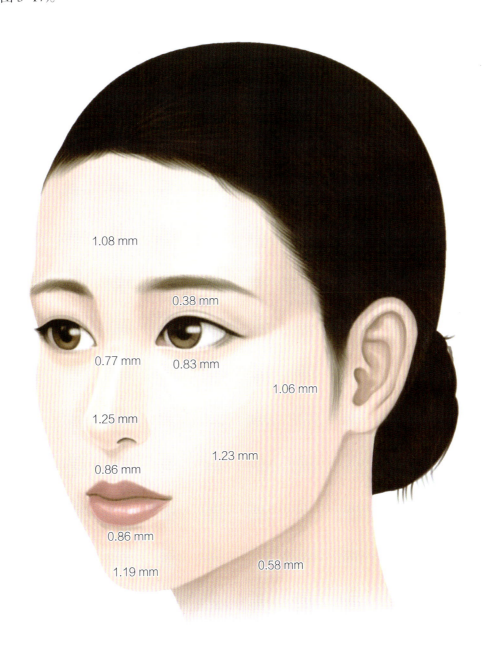

图5-17 参考面部各个部位皮肤的相对厚度会有所帮助

　　多重固定点的情况下最好少用不可吸收线。一个新的固定点可以同时将多个提升点上提，具有延长维持时间的优点，但是若出现并发症时，因为线都连接在一起，则很难去除。多重固定点的举例见图 5-18、图 5-19。

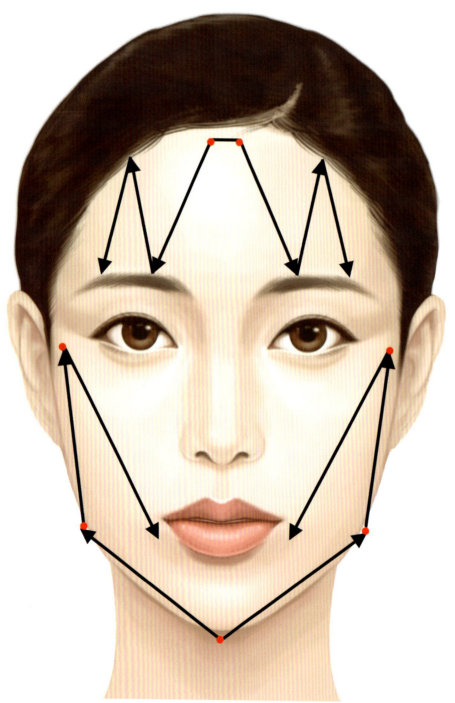

图5-18 多重固定点的举例 1：根据操作者的想象力，可以进行多种变形

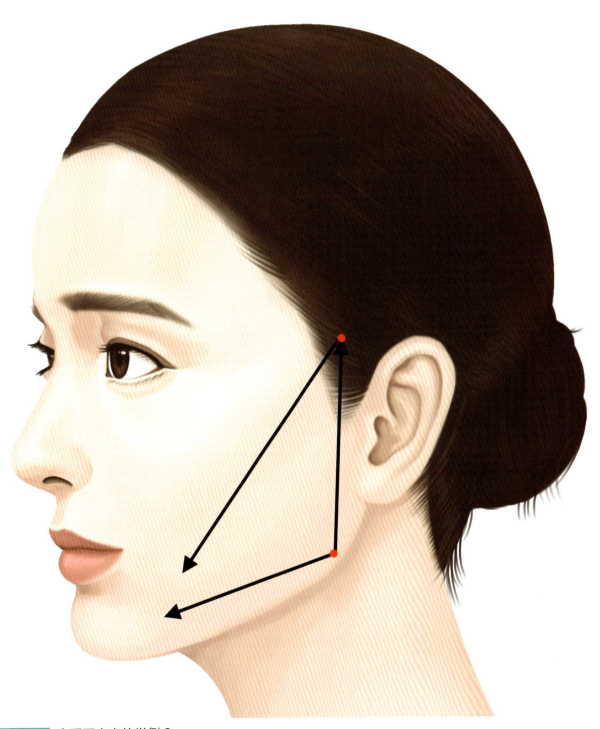

图5-19　多重固定点的举例 2

6   非固定型双向锯齿线

　　非固定型双向锯齿线，俗称非固定线，近年来使用频率有上涨趋势。在所有矢量上都很容易使用，也不会产生固定点的凹陷，使得固定点可以选在面部任何部位。但是由于线的特性，固定点比较弱，往往打结才能比较有效，此时须重新考虑固定点可能产生的凹陷，固定点的位置将再次受到限制（图5-20、图5-21）。

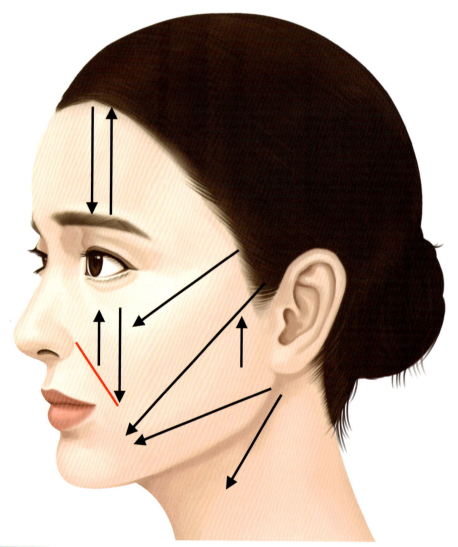

图5-20 非固定型双向锯齿线的运用：非固定方式，优点是使用时对固定点无明显限制

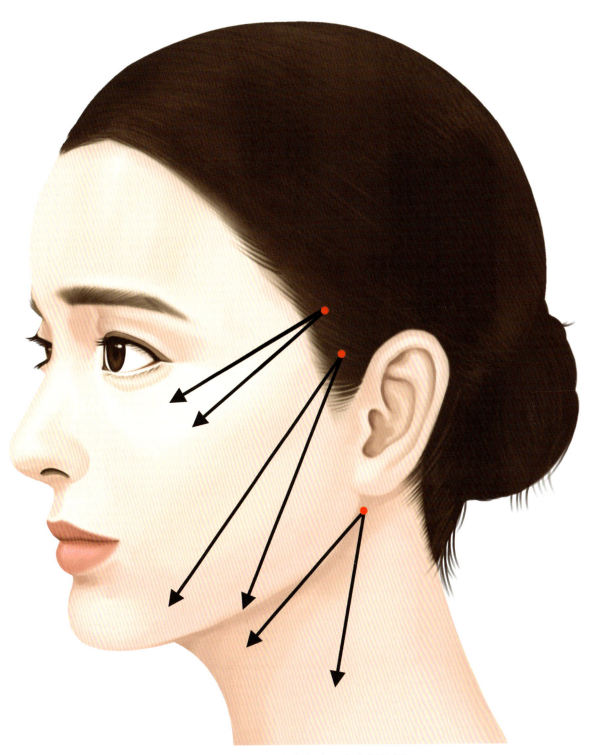

图5-21 非固定型双向锯齿线的运用：打结方式会制约固定点的位置

7   如何正确使用非固定型双向锯齿线？同时您还错过了什么

　　非固定型双向锯齿线在使用前，一定要再次确认线材各部分尺度。因为不同公司甚至同一公司的不同线材，提升部位和固定部位的尺度也不同，了解这些有两个方面的意义：

7.1   正确了解锯齿尺度就能知道组织在哪个部位被提拉

　　双向锯齿线应用到设计中时，我们会看到组织聚集到锯齿线中间的过渡区域，可以预测提升求美者下垂脂肪时哪一部分的体积会增加，从而实现科学设计（图5-22）。

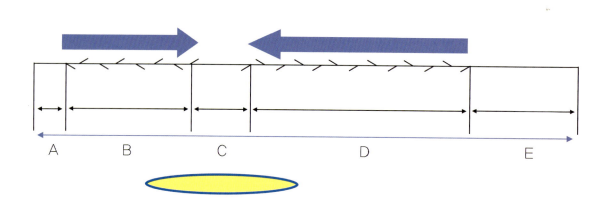

图5-22 非固定型双向锯齿线插入后体积最大的部位

7.2   对于非固定型双向锯齿线，固定部位缩短会导致线材的移动

　　在固定部位过短时，发生线材与锯齿的吸收，故锯齿悬吊力不足，增加线材向下移动的概率（图5-23）。

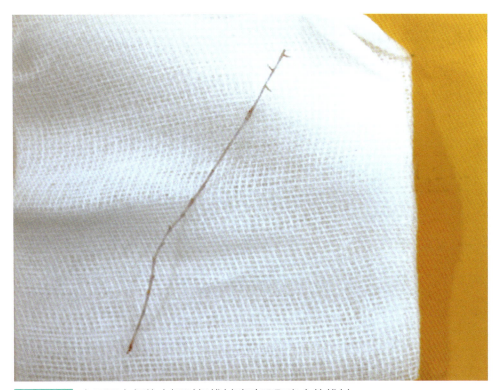

图5-23 由于固定部位太短引起线材移动而取出来的线材

Part 6

不同部位的
多种操作方法，各自的优缺点

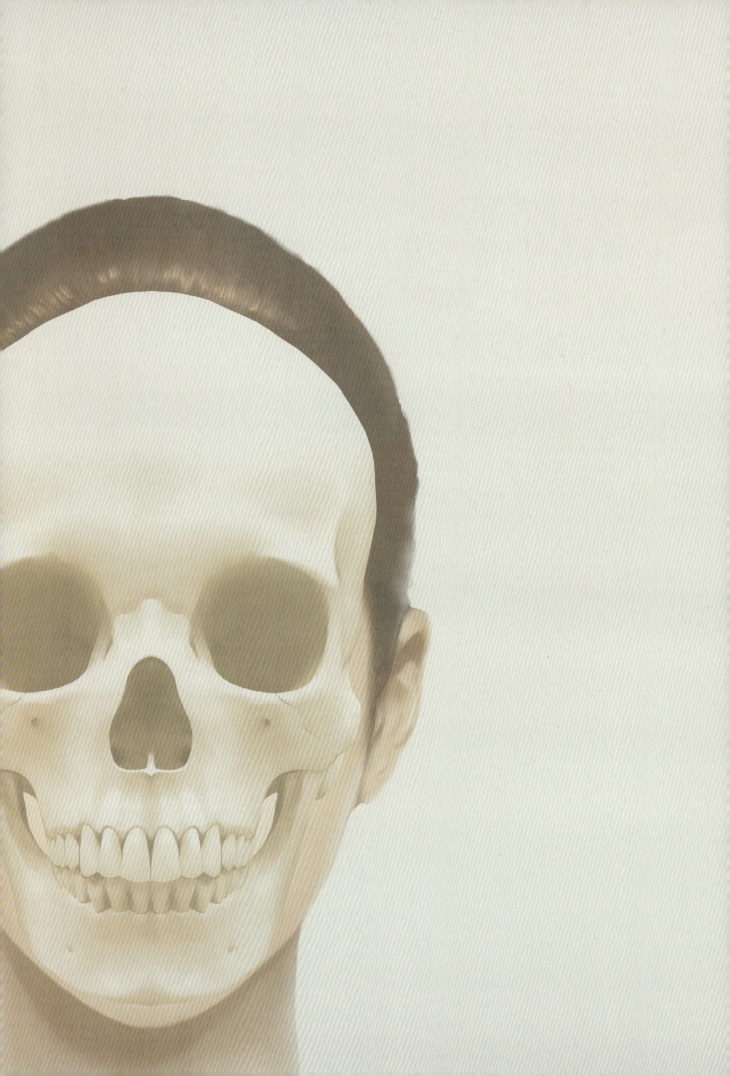

埋线提升的设计归根到底是一场充满想象力的战斗。作者认为，有些方法不能说是特别的完美，有些操作效果甚微。因此在这里作者要介绍一下最近流行的以及作者本人经常使用的埋线提升操作方法。

1　颞部固定法

传统的固定型双向锯齿线是一种应用已久的方法。将线材用钩或针固定在颞浅筋膜或深筋膜顶叶区域，提升点固定在耳角线上或面颊或下颌部附近（图6-1）。

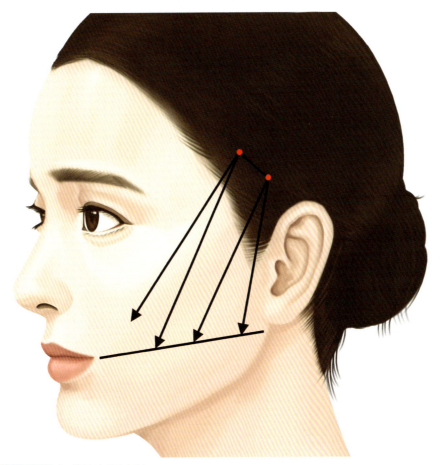

图6-1　经典颞部固定法

1.1　埋线时需要注意的解剖学结构

1.1.1　面神经颞支

面神经在面部有很多吻合支，故鲜有真正意义上的损伤。从神经特性上看，由于吻合处较多，即使有暂时性损伤也容易再生，很少有永久性损伤，但操作时有如下部位需要注意：

1.1.1.1　过渡点

面神经穿过腮腺咬肌筋膜，穿过无名筋膜处到达颧弓，在颧弓上部 1.5 ~ 3cm 处穿透无名筋膜，并在颞浅筋膜正下方延伸，该部位称为过渡点，由于神经行进到表层，手术时要加以小心。

随后，它沿着位于颞浅筋膜下方的颞下隔膜平行走行。沿着耳屏下 0.5cm 的点与眉毛外侧 1.5cm 的点的连线走行（图 6-2）。

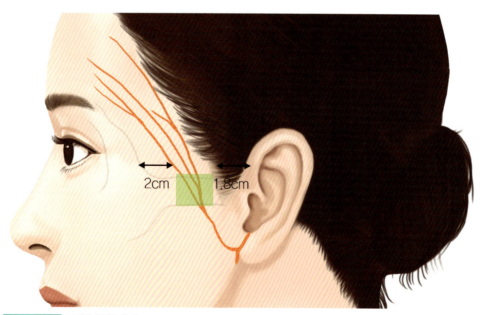

2cm　1.8cm

图6-2　面神经的走行

1.1.1.2 颧弓

面神经走行在颧弓上时，在颞浅筋膜下方贴近骨骼。颧弓是面部皮下脂肪最少的部分，周边有许多支持韧带，即使覆盖着皮下脂肪时也会有坚硬的感觉，增加操作难度。所以，插入导管时很容易错过正确的层次。为了更安全地进行操作，用通过注射肿胀液来增加皮下脂肪层的厚度，适当地用手指夹持便能区分出 SMAS 层（图 6-3）。

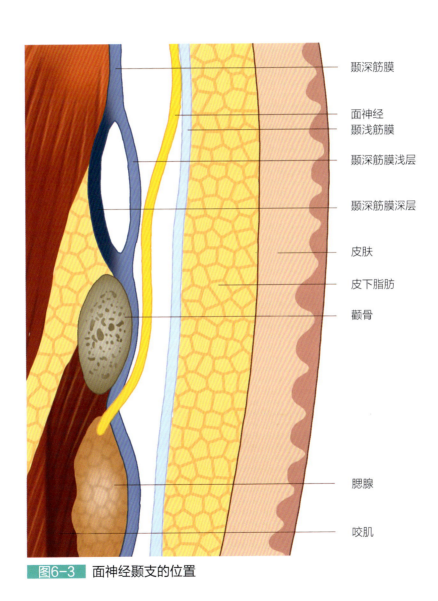

颞深筋膜

面神经
颞浅筋膜

颞深筋膜浅层

颞深筋膜深层

皮肤

皮下脂肪

颧骨

腮腺

咬肌

图6-3 面神经颞支的位置

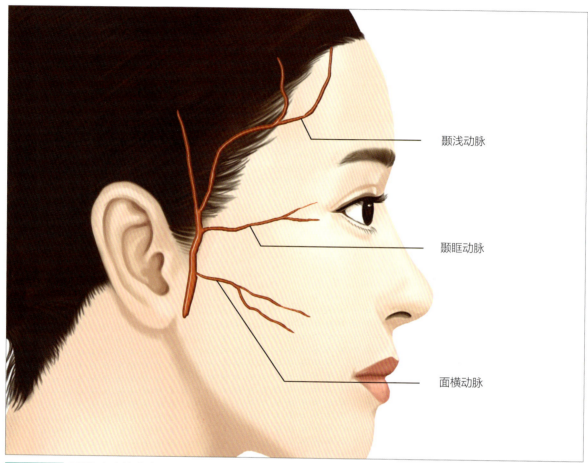

图6-4 颞浅动脉的走行方向与深度

颞浅动脉

颞眶动脉

面横动脉

1.1.2 颞浅动脉

颞浅动脉位于 SMAS 层中，走行紧贴颞浅筋膜，由于粗大血管裸露在外，在 SMAS 层周围插入导管时易受损伤。再加上走行方向是插入导管时相互交叉的方向，所以在经过血管时需要多加注意（图 6-4）。

1.1.3 颞中静脉

颞中静脉在颞深筋膜浅层和深层之间，于颞浅脂肪内部走行。在颧弓上部 2cm 处哨兵静脉、下睑静脉、眶周静脉汇合成浅表部的颞部静脉。注入填充物时，由于有多个血管，需要注意不要向血管内注入填充剂。对于埋线来说，即使真的贯通了，也不太可能出现填充物类似的副作用。

从解剖学上讲，颞中静脉与外眦外侧角相距 2.5cm，穿过颞肌，与颞深筋膜（DTF）和颞浅筋膜（STF）垂直出现（图 6-5）。

1.2　锚定固定点：关于颞浅筋膜、颞深筋膜、骨膜

对于锚定固定点的深度，争议颇多。当然，为了既能确保固定又能维持更长时间，最好将其固定于更深的地方，即颞深筋膜以下。但是如果把线固定得太深就会产生肌肉疼痛，若担心出现这种副作用，只能于颞浅筋膜的深度固定。使用不可吸收线时，为了延长提升的持续时间，需要向深处固定（图 6-6）。然而 1 年内可以吸收的线，是否有必要固定在深层是有争议的，还有可能会产生副作用（图 6-6）。

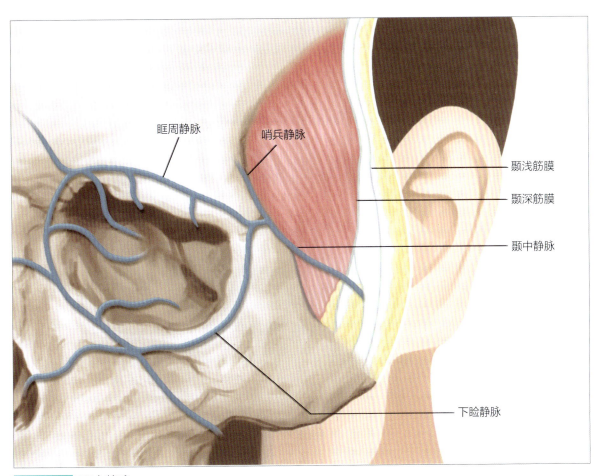

眶周静脉

哨兵静脉

颞浅筋膜

颞深筋膜

颞中静脉

下睑静脉

图6-5　颞中静脉

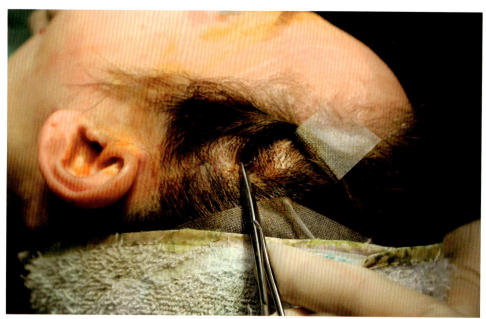

图6-6　固定点的形成。固定颞深筋膜时形成强力固定的情况

1.3　将线材延伸到嘴角下方与面颊下方有何区别

大多数讲义都说提拉点的位置要放在嘴角下方。作者认为这有两个原因：第一个原因是嘴角向下时会产生更多的凹陷；另一个原因是假设线材伸至嘴角下方，随着开口和闭合，线材会受到很大的张力，容易出现锯齿松开的现象，或在固定部位产生疼痛。

但实际上，操作时可以把提升点下降到面颊部，这样可以有效地提升下垂的脂肪。当固定点和提升点之间的长度较短时，抬起的组织仅发生在固定点附近的近端，从而导致提升处与下方差异过大，对比太过明显；而当提升点向下时，组织的抬起将从底部均匀地进行，可以使塑造的脸型更加自然。

因此，作者建议将抬高点设定于下颌部，即要抬高的脂肪本身的位置（图6-7）。

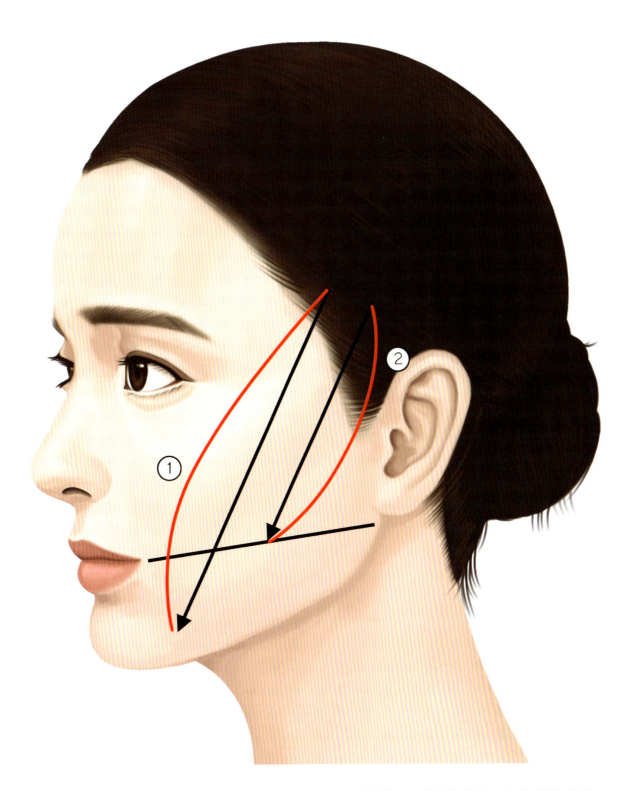

图6-7 将提拉点设定到口角附近与到下颌部时组织提升的差异。①提拉点在下方时，均匀提拉；②提升部分较短，因此使颧骨更加突出

1.4　采用固定型双向锯齿线固定颞部的方法（图6-8）

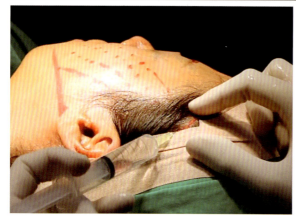

图6-8（a）　麻醉固定点

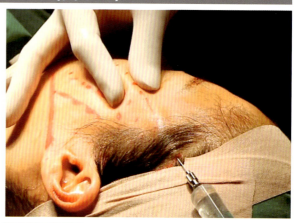

图6-8（b）　沿着设计线注射肿胀液

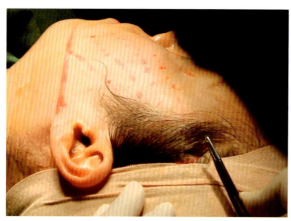

图6-8（c）　运用锥子或锐针于颞浅筋膜或颞深筋膜制作固定点

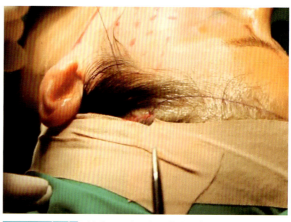

图6-8（d）　放入固定型双向锯齿线，并检查中间部分

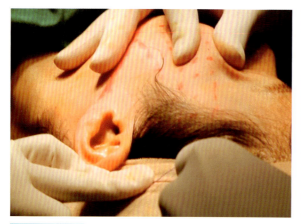

图6-8（e）　沿着矢量插入导管，注意夹持近端

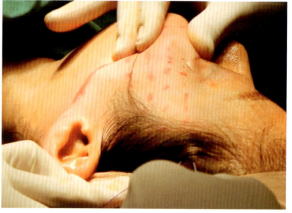

图6-8（f）　注意夹持远端

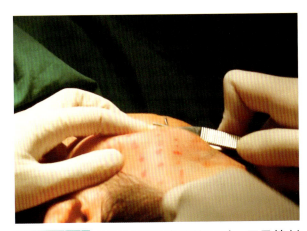

图6-8（g） 用镊子固定皮肤的同时，用导管刺穿皮肤

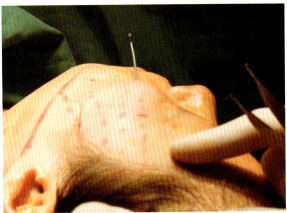

图6-8（h） 通过导管插入线

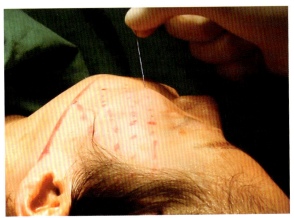

图6-8（i） 取出导管，只留下线

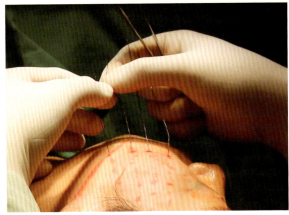

图6-8（j） 其他部位重复上述过程

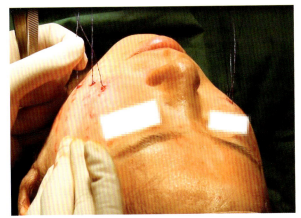

图6-8（k） 对操作部位塑形，检查有无凹陷

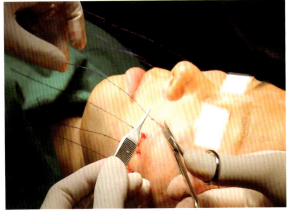

图6-8（l） 去除线尾

2 额部

这个章节与其说是提拉额部，不如直接说提拉眉部。操作前应将额肌从发际线附近抬高，以确认眉部是否容易抬高。从发际线向上提起时，若眉毛容易提起，则可以在发际线的位置进行提升，否则最好直接通过眉部进行提升。

2.1 发际线法

这是一种通过在发际线上设计固定点并止于眉上的埋线提升法。其优点是固定点不会外露，缺点是额部软组织过度发育时，需要抬高的眉部难以充分提升。此外，前额明显弯曲者难以进行操作，因此在操作之前的预期效果和实际结果通常会有所不同（图 6-9）。

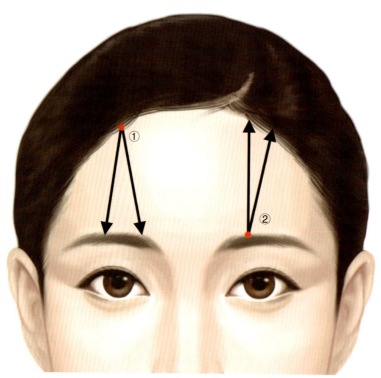

图6-9 额部提升：通过发际线 / 眉部。① 通过发际线做固定点；② 通过眉部做固定点

2.2 眉部做固定点的方法

将固定点设置在眉部以上后，向发际线方向提起以使眉部分抬高，这样可以更有效地抬起眉毛。同样，如果在发际线处再次固定还能延长维持时间。

当靠近眉部时，需要考虑滑车神经和眶上神经，从眶上神经孔出来的皱眉肌在表面走行。因此，在靠近固定点时注意不要损伤皱眉肌及其周围组织，手术时要反复确认该孔的位置。眶上神经从更深层向前贯通到额肌表面，所以相对来说损伤的概率要小，不过在导管穿入时还是应注意（图 6-10）。

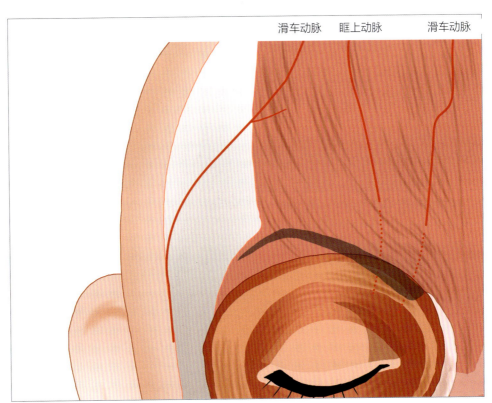

滑车动脉　　眶上动脉　　滑车动脉

图6-10　靠近眉部时需要注意的解剖结构：滑车动脉、眶上动脉

2.3　固定型双向锯齿线，利用多固定点进行额部提升（带针线）（图6-11）

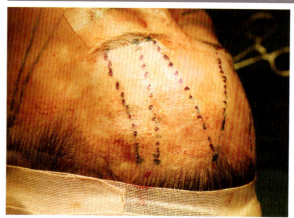

图6-11（a）　注射肿胀液

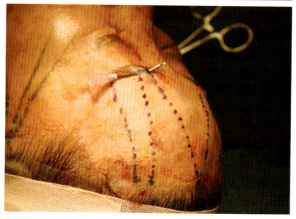

图6-11（b）　弯曲 18G 针，于眉毛部位做固定点

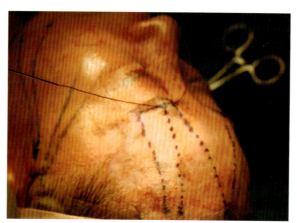

图6-11（c）　通过穿透的针插入线

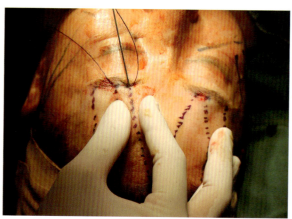

图6-11（d）　将线从眉部穿至发际线

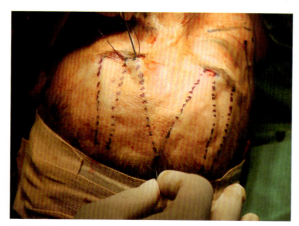

图6-11（e）　在发际线部位皮肤穿针

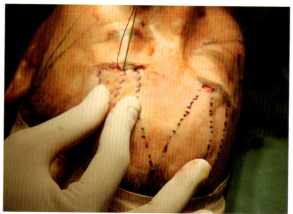

图6-11（f）　再向其他矢量方向插入线

另外，如果操作点位于上颌骨一侧，皮下脂肪的厚度较薄，操作的深度需要更加注意。如果线材插入得稍微深一点，线材就会进入上颌前间隙的空间，导致操作效果不佳，反而会产生颌骨前部的肥厚。上颌前间隙是韩国人在填充时使用不多的部位，即使是注射经验丰富的医生也有很多失误的可能性。

3.2 颧弓发达的情况

在颧弓发达的情况下，在太阳穴做固定点可能会受到颧骨部位的屈曲影响，导致到内侧的 SMAS 层难以产生有效的提拉。因此，需要在颧弓的内侧找固定点，在法令纹上方设计提升点，因操作部位较短，也会使用短的双向锯齿线或拉链锯齿线（图 6-13）。

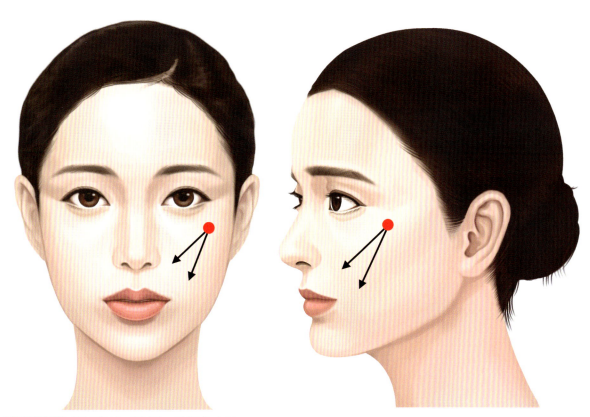

图6-13 颧弓发达时的另一种操作方法

3.3 非固定型双向锯齿线，通过打结提升中面部（图6-14）

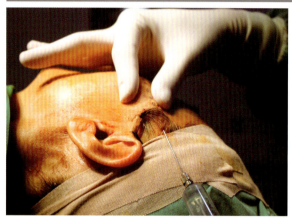

图6-14（a） 沿设计线注射肿胀液

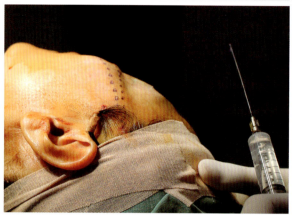

图6-14（b） 一条线注射 2mL 左右的肿胀液为宜

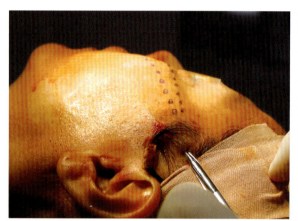

图6-14（c） 用组织剪扩大固定点

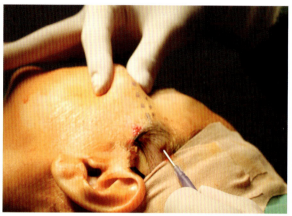

图6-14（d） 按照矢量的方向插入导管

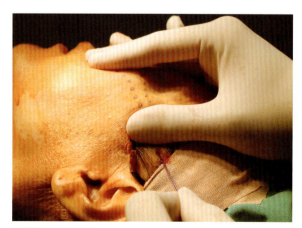

图6-14（e） 插入线材进行提升

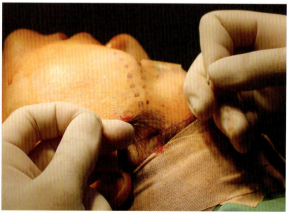

图6-14（f） 手打结便于调整张力

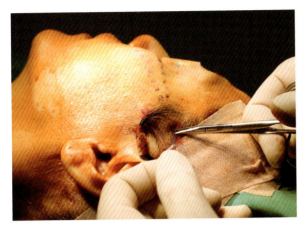

图6-14（g） 将剩余的线材剪断

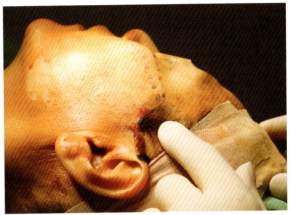

图6-14（h） 用手指展开固定点的凹陷

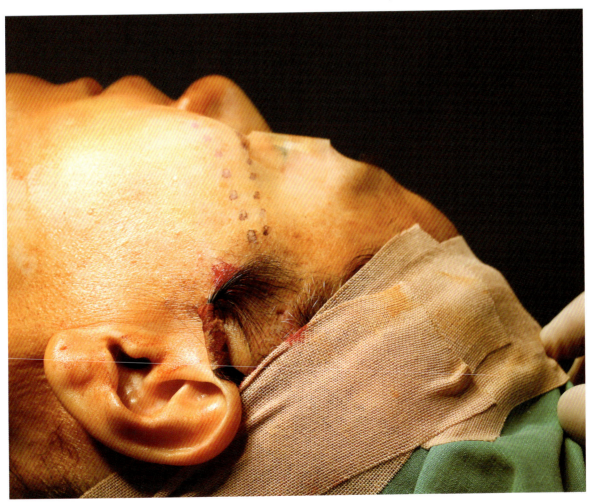

图6-14（i） 提升完毕的效果

4 前面表情区

操作时使用锯齿线对松弛的鼻唇沟脂肪进行提升。眼底部位是主要发生脂肪体积减小的部位，如果同时进行填充物注射或脂肪移植，效果会更好。

4.1 眼眶边缘固定

方法是将固定点定位在眼眶支持韧带，将提升点定位在鼻唇沟皱襞上方，其优点是固定更加牢固，由于操作范围较短，可以使用拉链锯齿线将松弛的脂肪层聚集起来，增加苹果肌的体积（图6-15）。

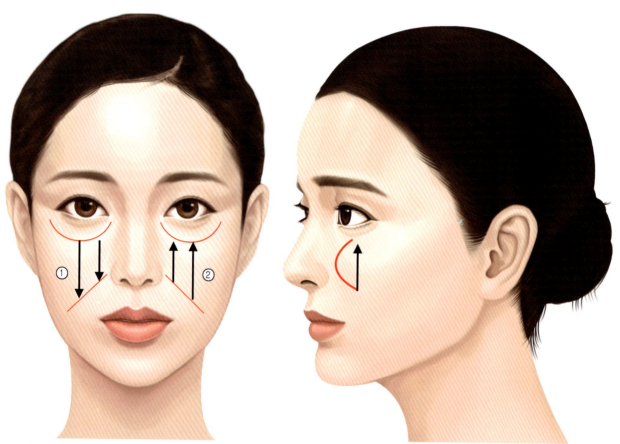

图6-15 用于突出苹果肌的设计。①眼眶部做固定点；②鼻唇沟做固定点

4.2　从鼻唇皱褶处固定

将固定点定位在鼻唇皱褶上方，将提升点定位在眼眶。其他部分与从眼眶边缘固定部分相同。

5. 面颊部脂肪、木偶纹、下面部

下面部的埋线提升最常见，具有良好的治疗效果。之前提到的固定方法有很多种，最近作者更倾向于使用耳旁固定点插入双向锯齿线。包括①使用非固定型双向锯齿线；②使用固定型双向锯齿线。

5.1　耳旁设计法

方法以下颌关节前方的颧弓周围脂肪密集一段为固定点，面颊脂肪为提升点，对固定点打结。非常有效且简单，而且术后恢复时间短，是新手也很容易上手的方法，作者也常用此方法。它有以下优点：

（1）使用双向锯齿线将下垂的脂肪向中间抬高的话，甚至可以达到矫正中面颊凹陷的效果。最终形成更自然的椭圆形脸。

（2）固定点靠近下颌关节，不易受下颌骨运动的影响。下颌运动时对锯齿的机械刺激较小，可以延长线雕维持时间。

（3）固定点位于颧弓韧带上方，通过韧带的固定力可以产生更稳定的固定点。

（4）结合打结可以维持较长时间的效果，在做打结的同时可以使更多的组织提升。

（5）在解剖学上，固定点位于颞浅神经的走行方向之外，比于面神经额支深处操作更安全。

（6）在进行了操作后第二天即可恢复，日常生活也几乎不受影响。

　　操作的矢量选择固定点从颧弓韧带的上方朝向面颊方向。观察效果，需要进一步进行线雕提升时，可以将耳下侧作为固定点，也可以将耳垂侧作为固定点。

　　但作者认为，就像大多数偏爱高位 SMAS 层固定点一样，手术的第一个矢量应以耳上方为固定点（图 6-16）。

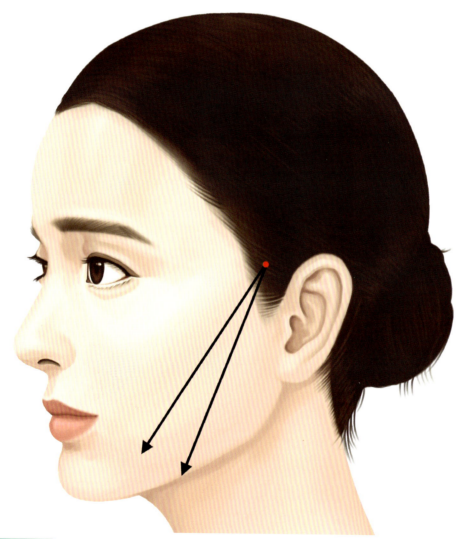

图6-16 耳旁设计：恢复时间快，维持时间长

5.2　非固定型双向锯齿线耳旁法（图6-17）

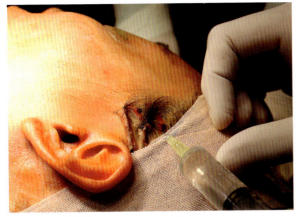

图6-17（a）　麻醉固定点部位

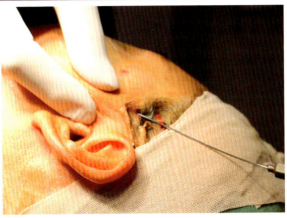

图6-17（b）　沿着设计线注射肿胀液

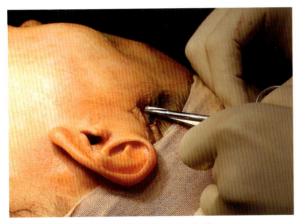

图6-17（c）　用组织剪扩大固定点

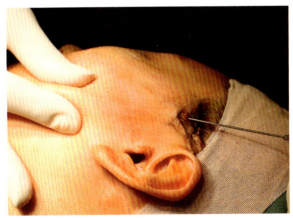

图6-17（d）　矢量方向导管

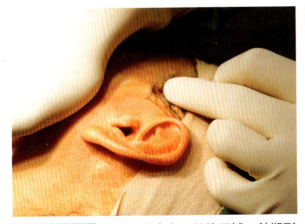

图6-17（e）　检查固定点有无凹陷区域，并塑形

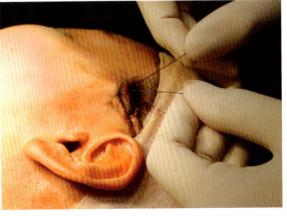

图6-17（f）　再次拉线，确认力度是否合适

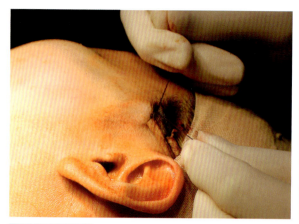

图6-17（g） 以适当张力进行提拉

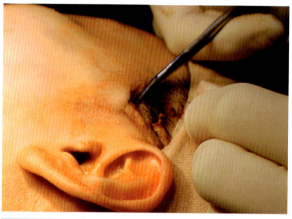

图6-17（h） 剪除多余的线材

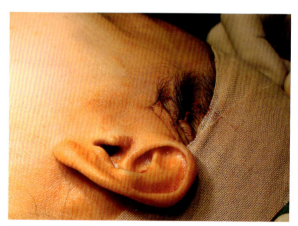

图6-17（i） 展开固定点的凹陷，不影响操作后
开始日常生活

5.3 颞部设计法

与耳旁法相似，但这是一种使用垂直矢量的方法。在术前检查中对垂直矢
量反应更好的求美者中使用。其优点是固定点更靠上一些，更容易隐藏；缺点
是维持时间会受到下颌骨运动的影响（图6-18）。

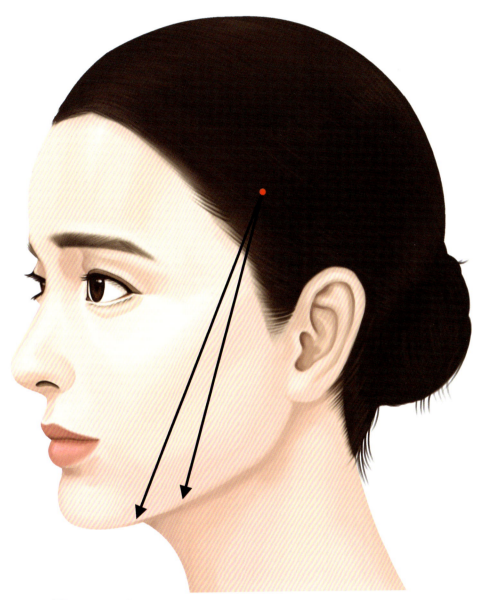

图6-18 颞部设计法

5.4 耳根设计法

　　将耳下的耳颈阔肌筋膜作为固定点，面颊脂肪作为提升点。矢量的方向接近水平。建议先应用垂直矢量，然后在提升力不足时将其拉向水平方向，如果认为有效，则使用这些水平矢量来辅助提升力的不足，而不是一开始就使用这些水平矢量。

5.5 采用非固定型双向锯齿线进行下面部提升（图6-19）

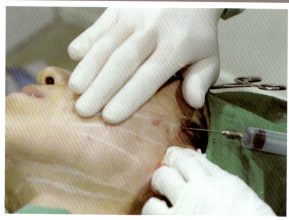

图6-19（a） 沿设计线注射肿胀液

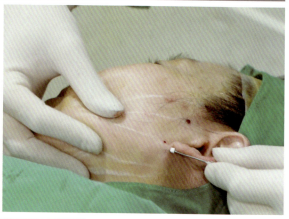

图6-19（b） 非固定方式的优点是有多个固定点。可以在多个地方取固定点，集中提升点

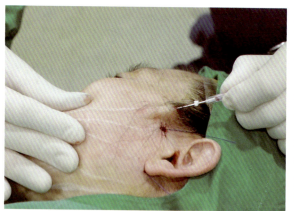

图6-19（c） 各矢量方向插入导管与线材

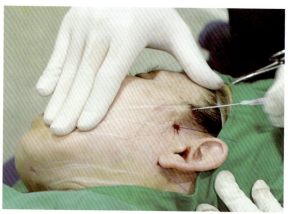

图6-19（d） 固定末端突出的线材，去除导管

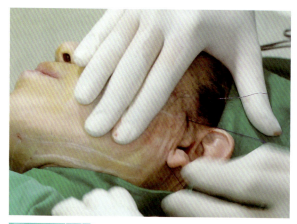

图6-19（e） 检查治疗部位有无凹陷并塑形

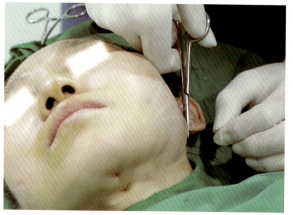

图6-19（f） 线材稍微拉一下，剪除线头

5.6　L形法

以存在于耳下的耳颈阔肌筋膜为固定点，面颊和耳侧为抬起点。同时使用垂直矢量和水平矢量的效果，使组织更饱满地向中间部提升。

5.7　使用固定型双向锯齿线进行 L 形法提升（锐针线）（图 6-20）

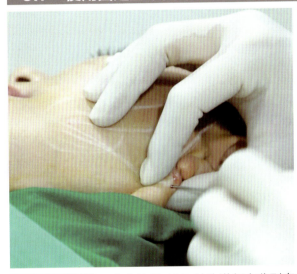

图6-20（a）　固定点使用 18G 针头进行充分剥离

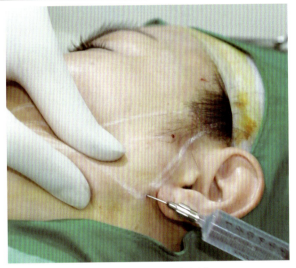

图6-20（b）　沿设计线注射肿胀液

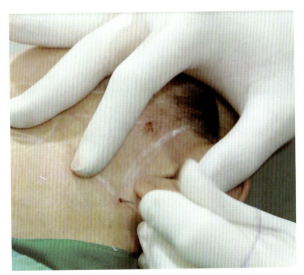

图6-20（c）　针与线材垂直插入 3mm 以上

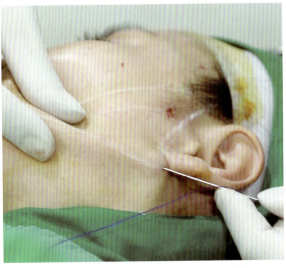

图6-20（d）　按矢量方向插入的针与线材

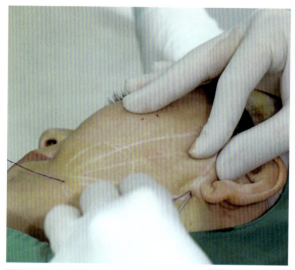

图6-20（e）完成面颊处矢量后，在耳旁的垂直矢量插入线材

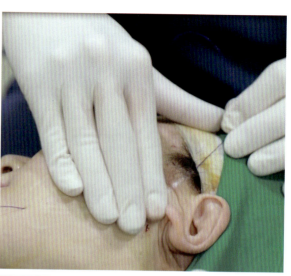

图6-20（f）在提升点的两个方向拉线材，并对线材进行塑形

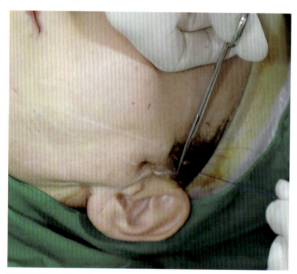

图6-20（g）略施加张力时剪断线尾

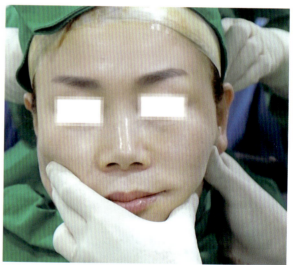

图6-20（h）检查左右有无不对称与凹陷

6　下颏部、颈部

在治疗下颏部前一定要确认下垂原因。作者已经提过，下颏下垂在衰老方面有脂肪组织发育和松弛、肌肉下垂、唾液腺发育等多种原因。

下颌部埋线是纠正双下巴最有效的办法。传统吸脂手术是在下颌上进行，但在严重肌肉下垂的情况下，埋线更有效。因此，最好要在正确的鉴别诊断后，再实施正确的操作。

6.1　悬吊床操作

采用固定型双向锯齿线，以下颏中央部位为固定点，下颏外侧两侧为抬高点。这与其他部位的操作在理论依据上存在差异，比起单纯的牵拉组织效果，更像是固定两侧、牵拉中间部分的吊床。现有的固定型双向锯齿线将组织聚集到中央，使中心部分肥厚，相比于聚集组织的效果，这是将松弛的组织牵拉起来，中间固定点反而起到了提升点的作用，从而实现了提升（图6-21）。

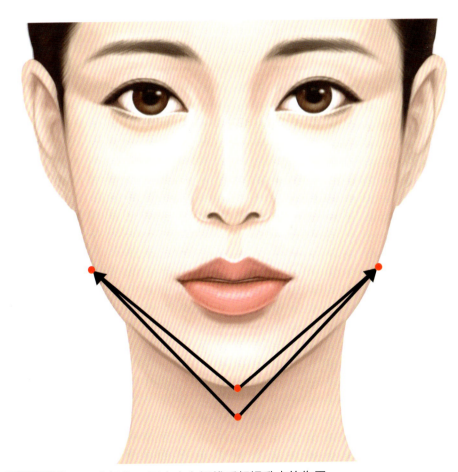

图6-21　悬吊床操作：固定点在埋线后起提升点的作用

我们已经提过，如果脂肪组织不太发达且出现了肌肉下垂，此时埋线是最有效的，颈阔肌是主要的目标层。如果有略松弛的脂肪，用更表浅的方法注入线材，也能起到提升脂肪层的效果。脂肪较多者还需要联合单股平滑线治疗。

以往的埋线中采用了提高 SMAS 层紧张度的仰卧姿势，但这会使筋膜紧张，从而使颈阔肌产生张力，使肌肉难以抬高。所以，最好采用微屈曲颈椎，在缓解颈阔肌的紧张后，再进行埋线操作。

6.2 固定型双向锯齿线吊床操作（图6-22）

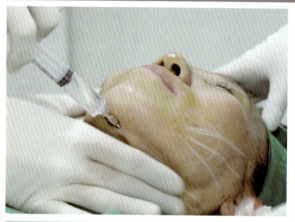
图6-22（a）沿着设计线注射肿胀液

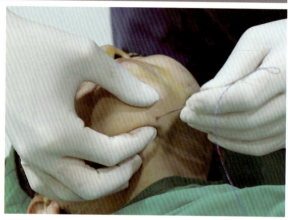
图6-22（b）插入部位用针充分剥离，垂直插入

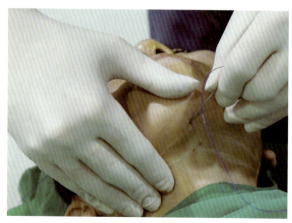
图6-22（c）针的插入是通过放倒针，使之与颈阔肌平行进行的

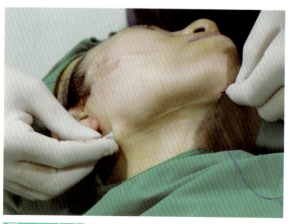
图6-22（d）用针帽把针从耳朵下面穿透很方便

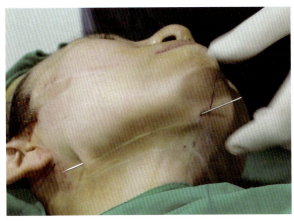

图6-22（e）针从皮肤外拉伸

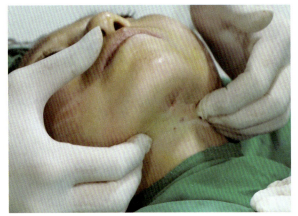

图6-22（f）模压时，即使出现比其他部位低的凹陷，也没有大问题

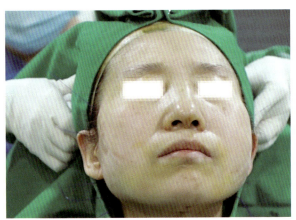

图6-22（g）确认两侧的不对称和凹陷

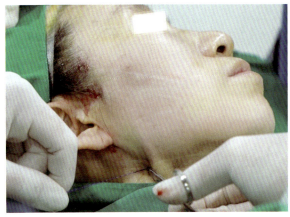

图6-22（h）线材在稍微牵拉的状态下，去除剩下的线材

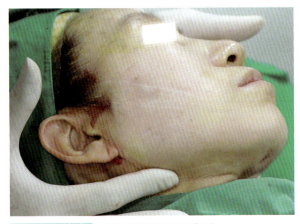

图6-22（i）用手指伸展出口皮肤

6.3 下颏缘区的 U 形操作

对下颏缘塑形来说，埋线是很好的方法。与咨询的求美者交谈时作者发现求美者比较重视下颏缘自身的下垂问题，但在脂肪不多的情况下，也有很多人希望拥有轮廓突出的下颏线，这种情况下可以尝试利用固定型双向锯齿线在耳下的耳颈阔肌筋膜上固定，抬起点一边朝向面颊方向，另一边朝向表浅颈阔肌脂肪方向进行牵拉，这样下颏缘就会明显（图 6-23）。

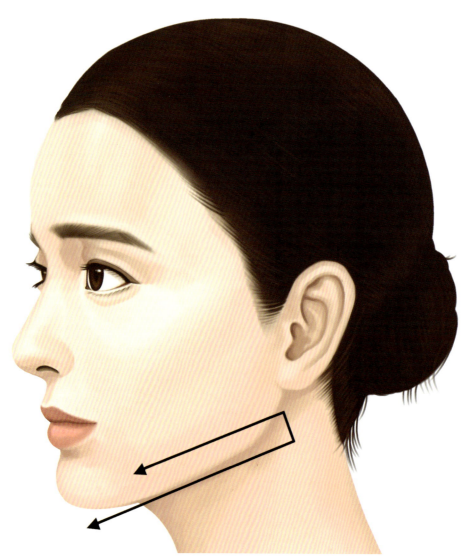

图6-23 使用固定型双向锯齿线进行 U 形操作

6.4 使用固定型双向锯齿线于耳根处行 U 形操作（图 6-24）

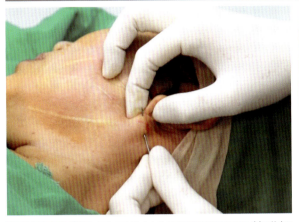

图6-24（a） 用 18G 针在耳根耳颈阔肌筋膜韧带处建立固定点

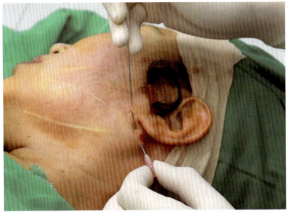

图6-24（b） 利用 18G 针插入线材

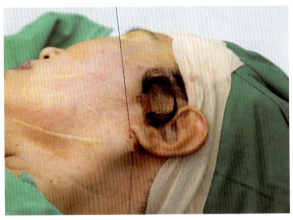

图6-24（c） 确认固定型双向锯齿线的中央部位

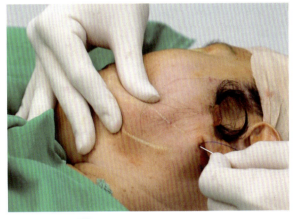

图6-24（d） 上方矢量朝向面颊

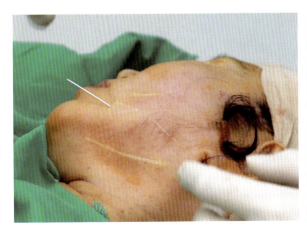

图6-24（e） 以下颏部为提升点，贯穿皮肤

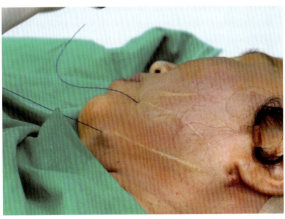

图6-24（f） 下侧矢量指向颈阔肌上脂肪

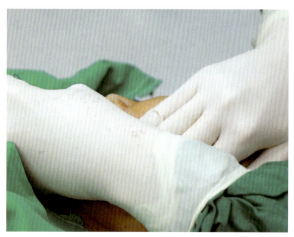
图6-24（g）进行模塑，消除凹陷

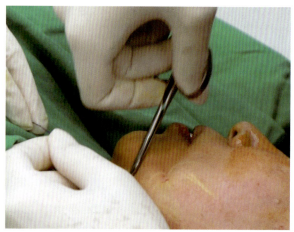
图6-24（h）在拉线的状态下去除剩下的线材

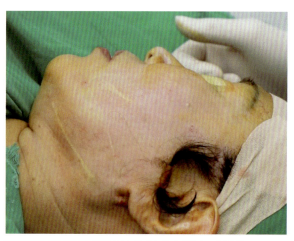
图6-24（i）通过伸展提升点以完成操作

6.5 以耳垂为固定点提升

采用非固定型双向锯齿线，以耳颈阔肌筋膜为固定点，抬起点为下颏下或颈部一侧，利用矢量来抬起整个颈部。操作后对浅颈皱纹有改善作用，在固定点进行打结可以延长操作效果的持续时间（图 6-25）。

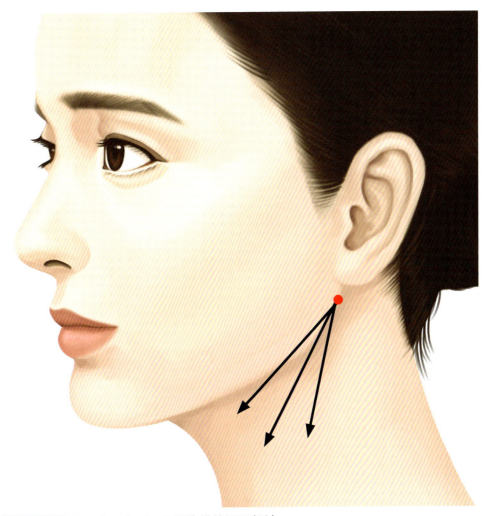

图6-25 使用非固定型双向锯齿线的近耳根法

7 面部其他部位

7.1 鼻子

可以进行抬高鼻梁的和抬高鼻尖、缩小鼻翼的操作。抬高鼻梁的情况主要是用单股线，在SMAS层下方的骨膜上层部位插入线，代表方法是SMAS层下方埋入线（图6-26、图6-27）。

缩小鼻翼的情况下，使用拉链线在鼻翼固定，两侧剩余部位用多重固定点的原理固定。

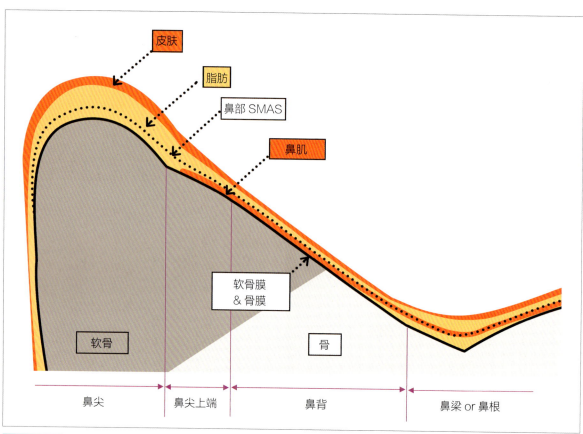

图6-26 鼻部解剖学，操作部位，在 SMAS 层下方插入线

皮肤

脂肪

鼻部 SMAS

鼻肌

软骨膜
& 骨膜

软骨

骨

鼻尖

鼻尖上端

鼻背

鼻梁 or 鼻根

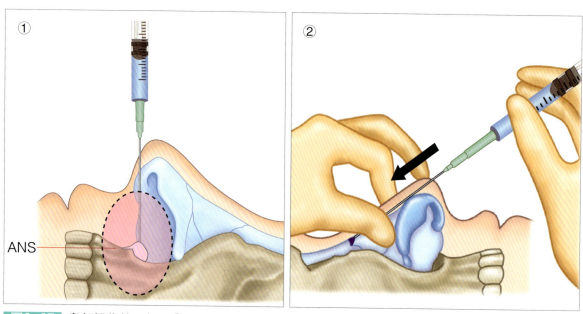

①

②

ANS

图6-27 鼻部操作的示例。①抬高鼻尖的情况；②抬高鼻梁

7.2　唇部

这个部位埋线是为了提高嘴角或人中。提高嘴角时，可以将人中设为固定点提高两侧嘴角，也可以将两侧鼻颊侧设为固定点提高嘴角。在各种治疗中，都应清楚嘴角旁的面部神经的分布情况，并对其加以小心（图6-28）。

提升人中线时，以人中处的中间鼻子下部（下鼻点）为固定点，提高人中下部的上唇（Cupid Bow's Peak）。两个部位的手术均采用短的固定型双向锯齿线，因其轮廓柔软而广为人知。

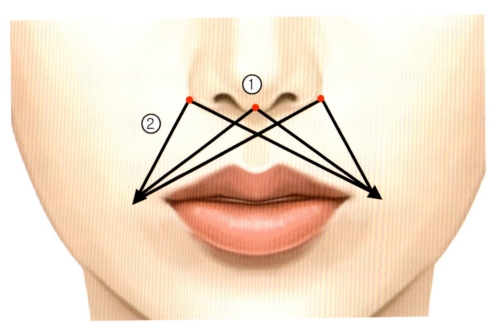

图6-28　嘴角提升术。①以人中为固定点；②以鼻翼旁为固定点

参考文献

[1] Marlen Sulamanidze, et al. Avoiding complications with aptos sutures aesthetic surgery Journal 31(8)863–873.

[2] Jae–Gi Lee, et al. Frontal branch of the superficial temporal artery: anatomical study and clinical implications regarding injectable treatments. Surg Radiol Anat 2015;37:61–68.

[3] Agarwal CA, et al. The course of the frontal branch of the facial nerve in relation to facial planes: an anatomic study. Plast Reconst Surg 2010;125:532–537.

[4] Lei T, et al. Using the frontal branch of the superficial temporal artery as a landmark for locating the course of the temporal branch of the facial nerve during rhytidectomy: an anatomical study. Plast Reconetr Surg 2005;116:623–629.

[5] Lee JG, et al. Facial arterial depth and relationship with the facial musculature layer. Plast Reconstr Surg 2015;135:437–444.

[6] Kpodzo DS, et al. Malar mounds and festoons: review of current management. Aesthet Surg 2014;34:235–248.

[7] Lee Y, et al. Skin thickness of Korean adults. Surg Radiol Anat 2002;24:183–189.

[8] Trinei FA, et al. The sentinel vein: an important referenc point for surgery in the temporal region. Plast Reconstr Surg 1998;101:27–32.

Part 7

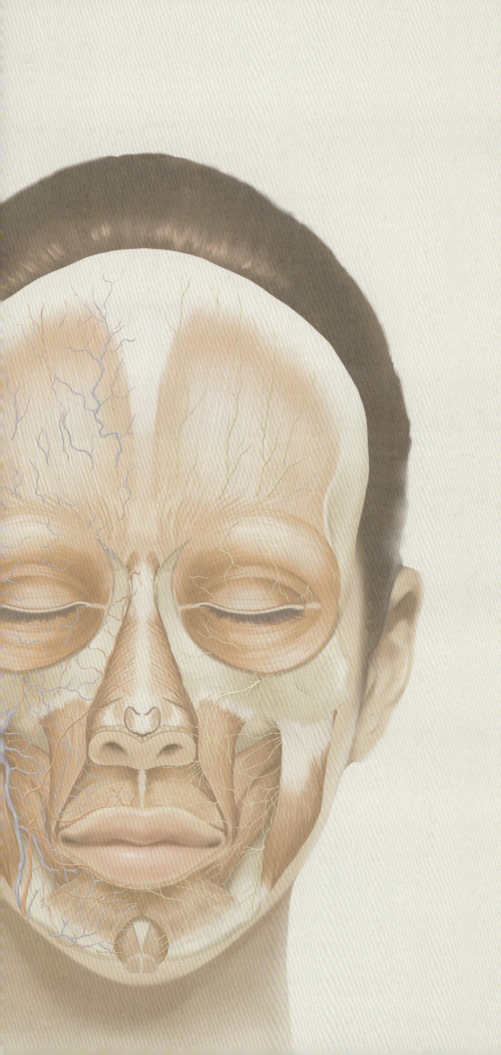

1 凹陷

凹陷是埋线提升中最常见的副作用。使用单股平滑线时，线材插入层次太浅，带入了真皮组织会形成凹陷；使用锯齿线时，由于线材插入浅层，再加上在面部脂肪组织之间的纤维组织中，插入不均匀时发生凹陷（图7-1）。

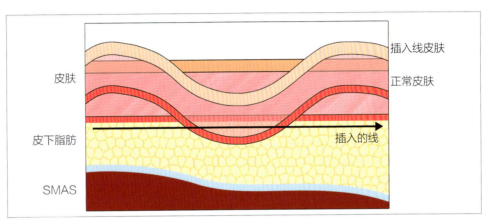

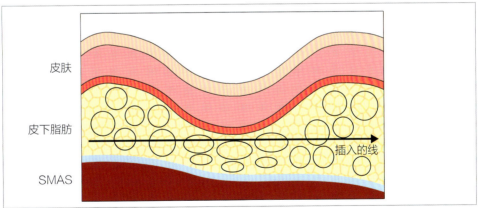

图7-1 单股平滑线和锯齿线形成凹陷的常见原因

凹陷在位置上可以分为两种：一种是线材所在位置的凹陷，另一种是退线后牵拉形成的凹陷，前者的临床意义更为重要。退线形成的凹陷，操作后简单推一下就能立即矫正，大部分不会引起让人困扰的问题。

凹陷原因分类中，在操作后可能会因锯齿突然卡在面部脂肪层纤维组织中的现象，不同于埋线层过浅引起的副作用，随着面部肌肉的运动，甚至会在操作后几周或1个月后出现。求美者因突然出现面部部分区域凹陷来就诊。

这种凹陷的原因是因为锯齿线的一部分不均匀地被脂肪部位卡住，故很容易用手解开。如果将皮下脂肪组织拉到线材的插入方向，锯齿会随着纤维组织分离而使凹陷问题好转，在皮肤表面施加压力并推到嘴内，将手指放在皮肤表面和口内侧同时展开组织的操作也能很好地解决凹陷问题（图7-2）。

操作后出现的凹陷最好尽快解决。因为操作后大部分都处于麻醉状态下，所以可以更加积极地消除凹陷，但是随着时间的推移，再想要解决，不仅会诱发疼痛，而且还会出现凹陷部位纤维化，最终使凹陷固定化。操作后没有凹陷，然而过了一段时间，由面部肌肉的运动而产生的凹陷在1~2周自行恢复的情况也很多。

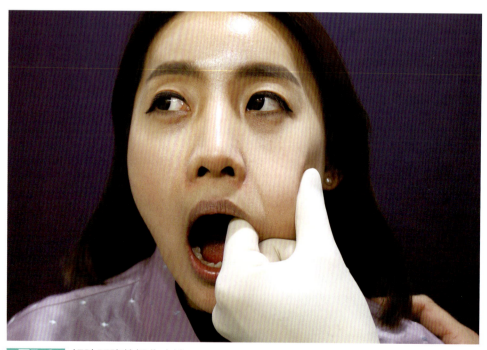

图7-2 解除凹陷的操作方法

2 线头的突出、移动

面部的肌肉比身体更加丰富，从面部的多种表情中可以看出，肌肉可以向多个方向运动。

如果埋入线材的固定点变弱，面部过多活动就会导致插入的线材效果减弱，线材向一边移动。单股平滑线可以向线的前后方向移动，使用锯齿线时会朝着锯齿的方向移动，非固定单向锯齿线的移动方向最多（图 7-3）。

为了防止发生这种情况，在非固定型双向锯齿线中，线材的后面存在固定部分。但是，操作部位短的情况下，或者不确认提拉部位的长度，固定部位的线材没有留下太多旋转的状态下，可以进行剪切（图 7-4）。

如果出现了线材的移动，也会向外突出，但是求美者表示出现了疼痛性或无疼痛性的皮下结节，随着面部的移动，突起更加突出。同样重要的是要注意，由于线材的移动，产生这些结节的部分位于比最初预期的提升点更远的位置。

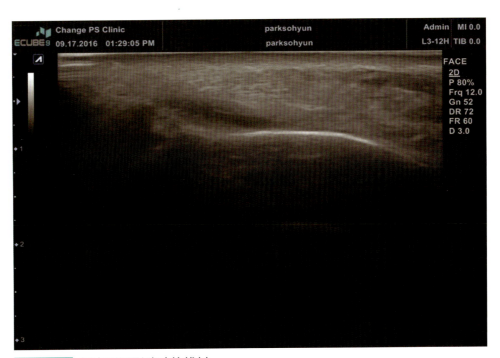

图7-3 超声下显影移动的线材

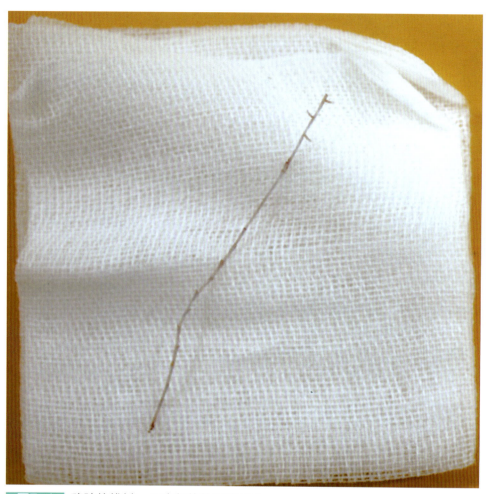

▬图7-4▬ 移除的线材：固定部位的锯齿较小

对于向外突出的线材，切除向外突出的线头即可，但是当结节在皮肤中突出于皮肤时，处理方法将变得复杂。

特别是如果由于锯齿线的移动而在皮肤上形成结节时，则难以接近固定点，当然，如果长时间突起被吸收后，也可以移至固定点去除。但大部分是将线材拆除到结节处，因为这些结节处的线材穿过了提升点。

拆出线材时，精准找到线材最突起的位置，固定住突起的线头，用手术刀切开 1 ~ 2mm，然后用镊子和持针器固定线的末端以拔出线（图7-5）。

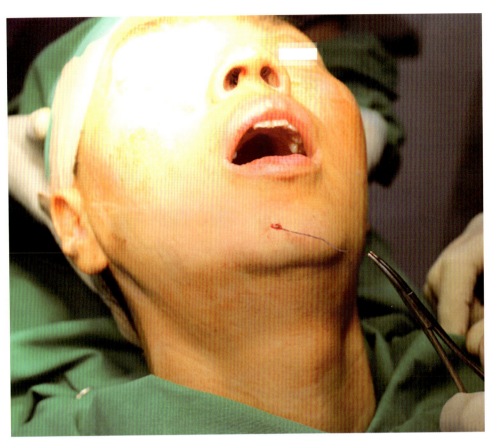

图7-5 拆除锯齿线的方法

3 感染

实际上在埋线提升的操作中，感染是属于罕见并发症。从位置角度上，可以分为进线口、出线口的感染和穿线路径的感染。进线口的感染也有可能是由一般细菌感染引起，插入线材时会有一起卷到进线口部位的头发，所以术时要把进线口部位整理干净。大部分人对一般的抗生素治疗反应很好。

可吸收线本身就是一种异物，线材的穿线路径上的感染则更加严重，在一般抗生素治疗后，如果症状反复出现，就要怀疑细菌存在的生物膜形成，这种情况下，在线材被吸收之前就要清除掉。除此之外，如果一般的抗生素治疗无效，则需进行分枝杆菌感染的检查，如果确诊的话，需要拆除可吸收线联合长期的敏感的抗生素治疗。

另外，如果在拆除可吸收线时反复感染，则线材本身已经被感染损坏并变弱。因此，在拆线的过程中线材容易断裂，通常比简单地拆除线材要困难得多（图7-6）。

当发生反复感染时，该线材很容易折断，并且通常很难取出该线。

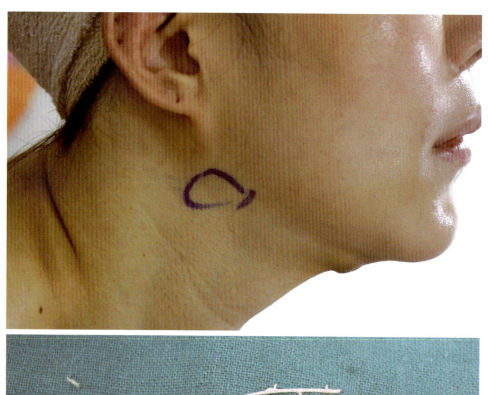

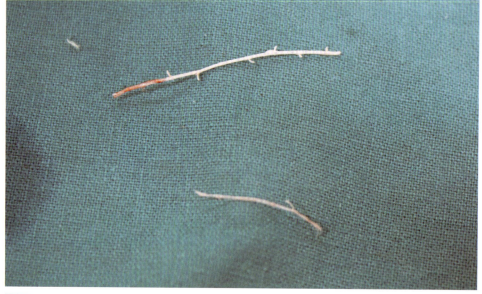

图7-6　反复感染时，线易折断，并且通常难以将线取出

4　水肿、血肿

　　水肿与血肿是操作后常见并发症。将其最小化和加快恢复速度会显著影响求美者的满意度，值得一提的是，埋线提升之所以能够普及是因为其比传统切开法恢复得更快。

　　为减轻水肿和血肿，作者建议操作时使用肿胀液，这已经在前文中提到过。如果很好地利用肿胀液，那么在操作后的第二天也可以拥有几乎没有水肿或淤青的日常生活。偶尔求美者在操作术后1周或1个月后会发现没有特别理由的血肿。这种情况主要是因为固定的锯齿由于面部的反复运动而损伤了周围的血管组织，因此不需要特别的治疗，通过冰敷改善水肿就能稳定好转。

　　求美者对于轻度面部水肿也会很敏感，平时容易水肿的求美者，为了将水肿最小化，从操作前开始使用山金车中草药（注：Arnica 山金车，用于治疗肌肉酸痛和淤伤的酊剂），也能起到一定作用。

5　疼痛

　　在大多数情况下，该操作过程的疼痛是轻微的，仅在进行面部表情时感觉到牵拉作用。但是，如果使用需要固定较长时间的双向锯齿线，并将其固定在深层（如肌肉层或骨膜）中，在筋膜或肌肉运动时会出现疼痛，它通常也会在1个月内消失，但是如果严重疼痛的持续时间超过此时间，则应考虑拆除线材。

6　不对称

在操作前观察求美者的外表可以发现，面部的不对称性也适用于每个人。不对称的原因可能是骨骼、肌肉、脂肪和皮肤原因。求美者一般都不知道自己面部在术前存在不对称性的情况，因此在操作前务必进行说明。

操作本身也可能会导致不对称。因此，在抱怨不对称的求美者中，特别是在反映一侧提拉效果差的求美者中，如果在效果差的部位再补充一些非固定型双向锯齿线，满意度就会提高。

7　效果迅速消失

效果的持续时间通常是求美者最想了解的问题之一。一般 PDO 线的效果可以维持 1 年左右，PLLA 线能够维持 1 ~ 2 年，但是 PDO 线也根据是否固定、是否打结，效果和持续时间有很大的差异。

效果的持续时间不仅受操作的相关因素影响，还受求美者生活习惯的影响。对于面部活动较多的人，面部肌肉频繁活动，对锯齿的固定部位施加反复的机械刺激，会削弱锯齿周围的纤维韧带，缩短维持时间。

因此，需要对求美者进行宣教，需要多说话的行业、习惯于经常笑的求美者，以及喜欢进行面部按摩的求美者，埋线提升效果的持续时间会缩短，故需要尽量避免这些生活习惯。

参考文献

[1] Sulamanidze M, Sulamanidze G, Vozdvizhensky I, Sulamanidze C. Avoiding complications with Aptos sutures. Aesthet Surg J 2011;31(8):863–873.

[2] Kwang Ho Yoo, et al. Chronic Inflammatory Reaction After Thread Lifting: Delayed Unusual Complication of Nonabsorbable Thread. Dermatologic surgery 41:4:APRIL 2015.

[3] KENNETH BEER. Delayed Complications from Thread–Lifting: Report of a Case, Discussion of Treatment Options, and Consideration of Implications for Future Technology. Dermatol Surg 2008;34:1120–1123.

[4] JOHN D. RACHEL, et al. Incidence of Complications and Early Recurrence in 29 Patients After Facial Rejuvenation with Barbed Suture Lifting. Dermatol Surg 2010;36:348–354.

[5] Eyal Winkler, et al. Stensen Duct Rupture (Sialocele) and Other Complications of the Aptos Thread Technique. Plast Reconstr Surg 2006;118:1468.

[6] Stamatis Sapountzis, et al. Successful Treatment of Thread–Lifting Complication From APTOS Sutures Using a Simple MACS Lift and Fat Grafting. Aesth Plast Surg 2012;36:1307–1310.

[7] Benny Yau, et al. Mycobacterium Abscessus Abscess Post–thread Facial Rejuvenation Procedure. www.ePlasty.com, Interesting Case, April 7, 2015.

[8] Shin, et al. Mycobacterium Massiliense infection after thread–lift insertion. Dermatologic Surgery 2016;42: 1219–1222.

[9] Paul MD. Complications of barbed sutures. Aesthetic Plast Surg 2008;32(1):149.

[10] Kaminer MS, Bogart M, Choi C, Wee SA. Long–term efficacy of anchored barbed sutures in the face and neck. Dermatol Surg 2008;34(8):1041–1047.

[11] Abraham RF, Defatta RJ, William EF. Thread–lift for Facial Rejuvenation Assessment of Long–term Results. Arch Facial Plast Surg 2009;11(3):178–183.

Part 8

体部线雕

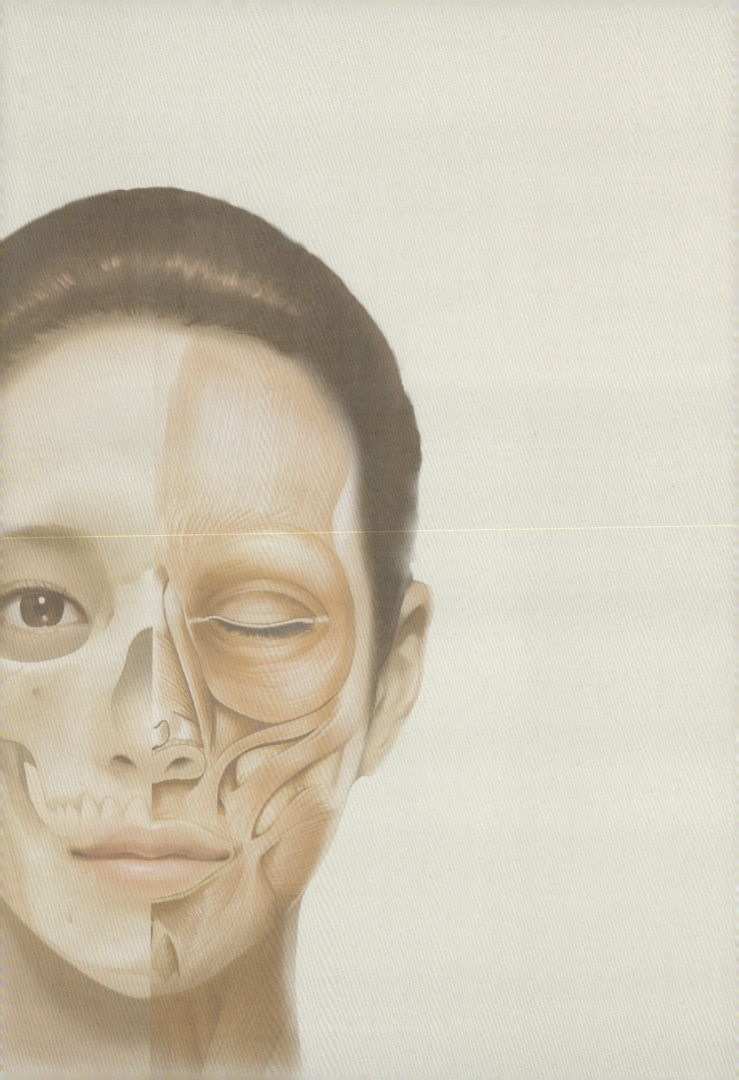

对身体进行塑形时，因为操作者对埋线操作手法没有信心，所以不能使用埋线提升的情况会很多。但是，挑选好适合求美者的项目进行正确操作的情况下，不仅能够获得良好的提升效果，而且满意度也高。下面介绍一下作者常使用的几种操作方法。

1 胸部悬吊

操作时以提高乳晕复合体为目标，使用固定型双向锯齿线。在乳房上方第3～第4肋骨部位，在胸大肌筋膜或更深的层次锚定形成固定点，向两侧将线材穿过乳房实质上方的皮下脂肪，然后在乳头下方建立抬高点（图8-1）。

在乳头下方进行提升与悬吊，维持时间会延长到1年左右，由于提升部位会形成强大的张力，可能会在乳晕复合体下的位置形成凹陷。

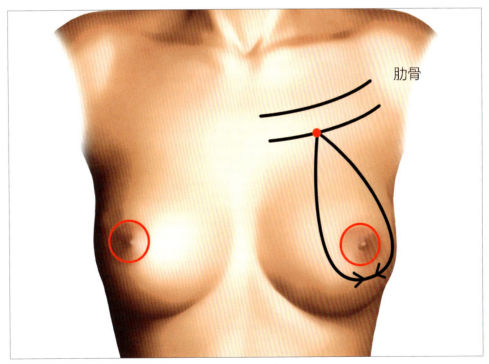

图8-1　使用固定型双向锯齿线的胸部塑形术

因此，对于局部组织凹陷与乳房提升的平衡利弊，在操作前需要与求美者进行讨论，为了最小化提升点的凹陷，需要进行充分的剥离。如果出现凹陷，为了缓解这一现象，还需要注射填充剂。另外，该操作只提高了乳晕复合体，在效果上与弧形切开的胸部提升操作相似。因此，对于过度乳房实质发达而下垂的情况，特别是乳头至乳房下皱襞距离（Nipple to Inframammary Fold，N-IMF）已经增加的情况，像半月状切开的胸部提升一样，提升后也会出现实质下垂的现象（图8-2）。

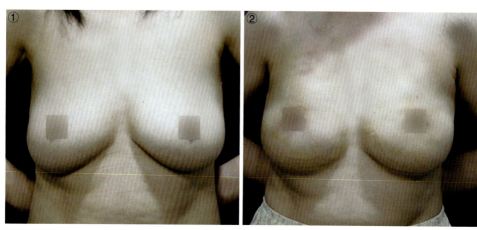

图8-2 胸部塑形前后对比图。①塑形前；②塑形后

2　臀部提升

臀部提升使用固定型双向锯齿线。操作的方法是将固定点深入到骶髂关节部位的臀筋膜深度后，在下方和侧面的臀大肌筋膜上抓住提拉点，进行提拉和拉紧。

操作后虽然有固定肌膜的效果，但是由于臀大肌的运动功能，这样的效果不会持续很久。因此，与其说是提高肌膜本身的操作，不如说是将皮下脂肪层提高到骶髂关节部位，即上内侧（Superomedial）。

由于线材固定于筋膜上，所以运动时会诱发疼痛或线容易松开，效果容易减弱。所以，有人对该操作持不同看法，但是即使线材提拉效果变弱，由于胶原蛋

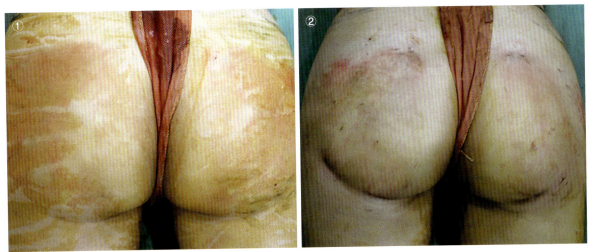

图8-3　臀部操作前后对比：上内侧同时进行脂肪移植。①术前；②术后

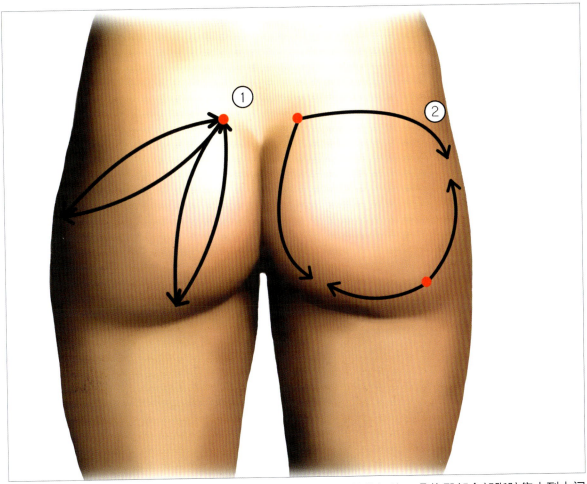

图8-4　固定型双向锯齿线的臀部提升。①脂肪放在骶髂关节部位；②将臀部全部脂肪集中到中间部位

白纤维的增生，紧致作用也会继续维持。

在臀部皱纹的内侧 1/3 点下垂的情况下，吸脂会出现脂肪下降的结果，这种情况一直没有好的治疗方法，目前对这种症状的治疗也有新的尝试（图 8-3）。操作时可以将下方或外侧脂肪放在骶髂关节部位和将外侧脂肪集中到中间（图 8-4）。

3　臀下皱襞

进行大腿吸脂时，操作后会出现臀下皱襞向下或出现多处臀部皱褶的情况。在这种情况下，求美者由于臀部皱褶不对称或多个臀部皱褶形成使腿看起来很短而寻求改善。当然，也有骨盆扭曲等外部因素导致的情况，为了改善症状，可以人为地制作臀下皱襞（图 8-5）。

操作使用固定型双向锯齿线，在皱褶的中间部位插入线材，在臀大肌筋膜上进行操作。向两边方向，两边锯齿一起向上，形成多重固定，通过固定点，再次穿透入口埋线，在皱纹的中间部位进行线材打结。从某个程度来说，与埋线重睑术相似（图 8-6）。

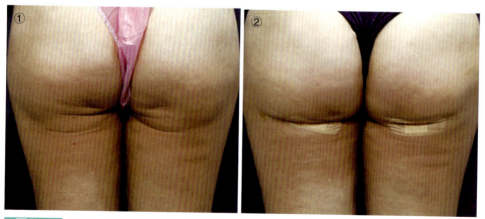

图8-5　臀下皱襞操作前后。①术前；②术后

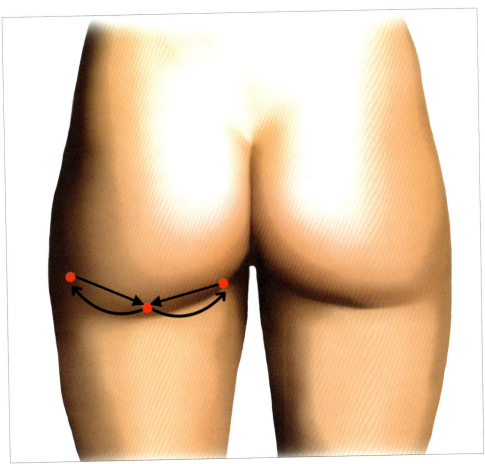

图8-6 固定型双向锯齿线塑形臀下皱襞

4 小腿肌肉收缩

操作原理类似于使用单股平滑线减少脂肪组织，将锯齿线插入肌肉，会因为刺激线导致疼痛，最终使肌肉不能收缩，或者肌肉纤维化，从而导致肌肉体积减小。

此时协同肉毒毒素一起使用，在肌肉细胞缩小的状态下，会使更多的肌肉细胞产生纤维化。3周后肉毒毒素视觉效果显现与埋线后肌肉细胞纤维化的时间相似，两种操作联合进行会增强效果。

作者认为，利用埋线进行的小腿肌肉收缩，可以治疗现有的神经阻断疗法无法治疗的比目鱼肌，或成为对肉毒毒素治疗产生耐药性的求美者的另一种治疗方法（图 8-7）。

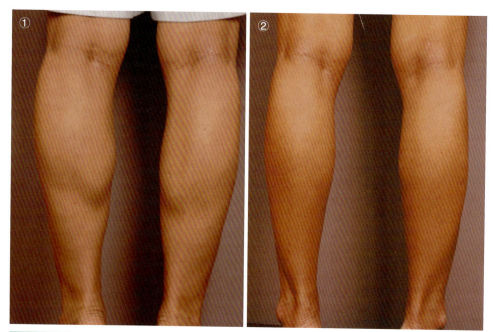

图8-7 小腿肌肉的操作前后。①术前；②术后

　　操作方法与插入单股平滑线使脂肪减少的操作类似，为了减少小腿内侧的肥大肌肉体积，插入20余根较长的锯齿线，肌肉越发达，插入大量线材的效果越好（图8-8）。

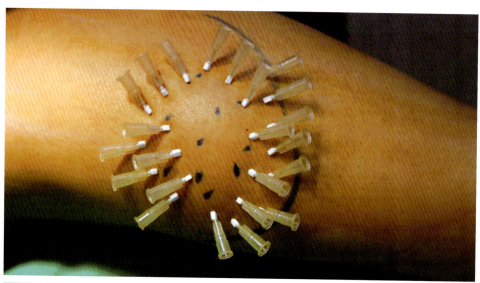

图8-8 插入锯齿线缩小小腿肌肉

Part 9

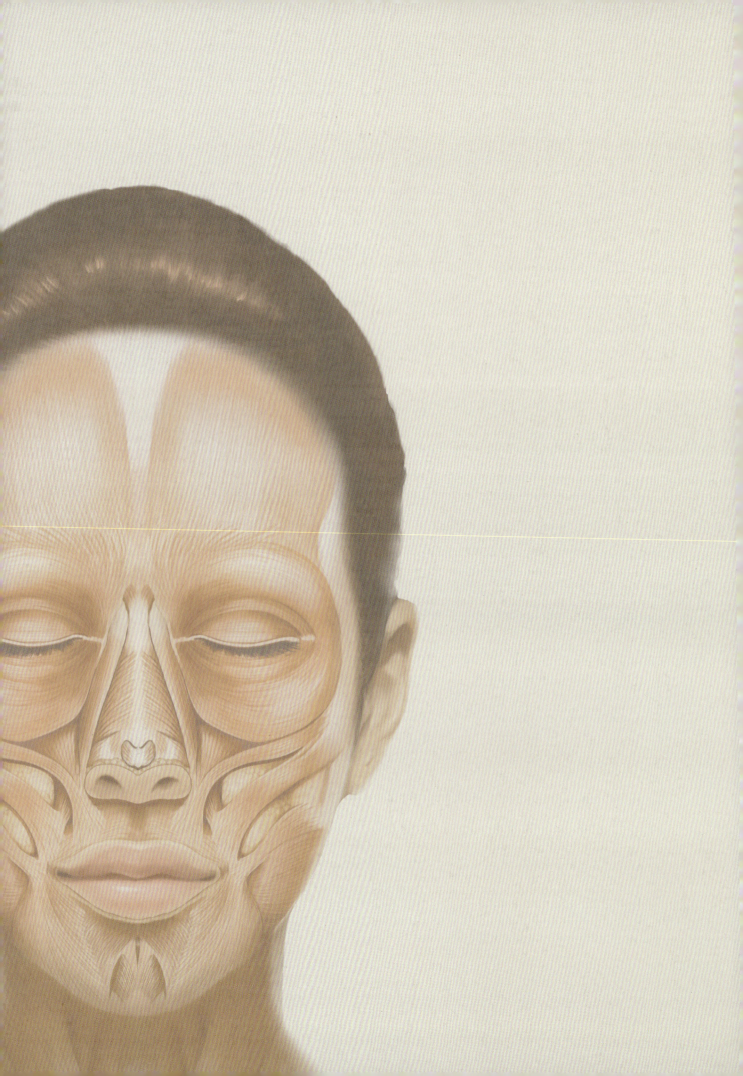

1 肉毒毒素、软组织填充剂、脂肪移植

在面部微整形美容中肉毒毒素与软组织填充剂的注射是最基本的操作。肉毒毒素、软组织填充疗法又是任何一家进行美容手术的医院都会进行的美容外科注射治疗。

最近开始流行肉毒毒素、软组织填充剂和埋线提升联合应用，在这种复合操作中，埋线提升比单用肉毒毒素、软组织填充剂有更强烈的提升、增强胶原蛋白合成、通过纤维化减少脂肪组织等作用，提升现有治疗的效果。例如，在处理法令纹时，若鼻唇沟脂肪（Nasolabial Fat）已经下垂的情况下，只用软组织填充剂来矫正的时候，大量的软组织填充剂导致最终效果不自然，若同时进行埋线提升，既能减少填充剂用量，也能获得自然的结果。这种现象在同时进行脂肪移植时也同样适用（图 9-1）。

另外，如果咬肌非常发达的情况下，单独应用肉毒毒素，下颌脂肪会因无法得到支持而下垂，同时进行线雕提升才能避免使脸型变得松弛。埋线提升与肉毒毒素共同作用会提升操作效果，例如，为了防止眉毛提升的额头提升中因反复的机械刺激导致固定点或提升点的支撑组织减弱，最好在眉心和额头上同时进行肉毒毒素注射。

因此，肉毒毒素、脂肪移植和埋线提升联合使用可以相互补充，从而加强彼此的效果。

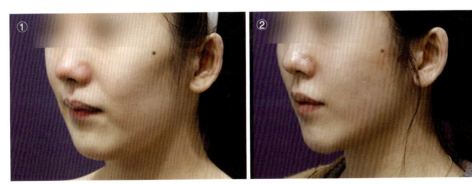

图9-1 埋线提升术后注射软组织填充剂，既可以减少软组织填充剂的用量，又能获得更自然的效果。①术前；②术后

2 面部吸脂

面部吸脂不仅可以作用于下颌脂肪，还可以在浅层脂肪发达的面部任何部位中进行。在手术之前，评估求美者的面部，分析求美者的问题是因为脂肪增多还是组织的下垂所致，这需要医生有很多临床经验。当然也有两种手术要同时实施的情况（图 9-2）。

作者认为，面部吸脂时提拉的作用很重要，所以结合了吸脂和埋线提升手术，进行了 10 年以上的提拉吸脂。在现有的研究中，提拉吸脂与 Nd：Yag 激光手术一起进行，效果比普通的吸脂要好出两倍左右，为了提拉同时进行高频激光操作的情况下，会有 4 倍左右的组织收缩效果，即提拉效应（图 9-3）。

如果需要进行吸脂和埋线提升两种手术，建议分开进行操作。因为在吸脂的同时进行提升的情况下，吸脂去除脂肪层的同时，会损伤纤维组织，从而降低埋线固定效果（图 9-4）。

这时，作者通常留 1 个月的空闲时间，在吸脂后组织恢复过程中生成纤维化，通过按摩等管理在纤维化好转的时候进行埋线提升治疗。这样会有更有效固定锯齿线。

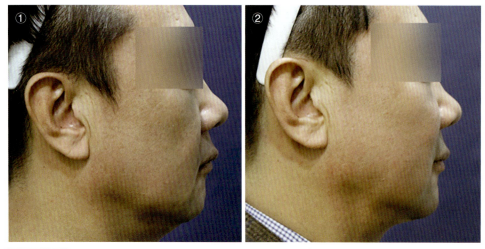

图9-2 面部吸脂，因肌肉的下垂导致效果不佳。①术前；②术后

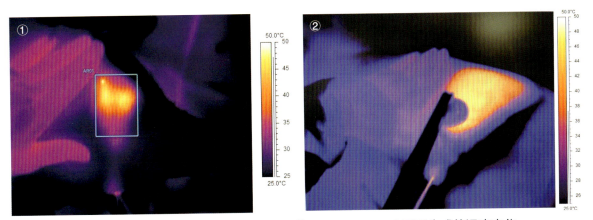

图9-3　提拉吸脂的例子。① Nd：Yag 激光；② RF Machine 应用后生成的温度变化

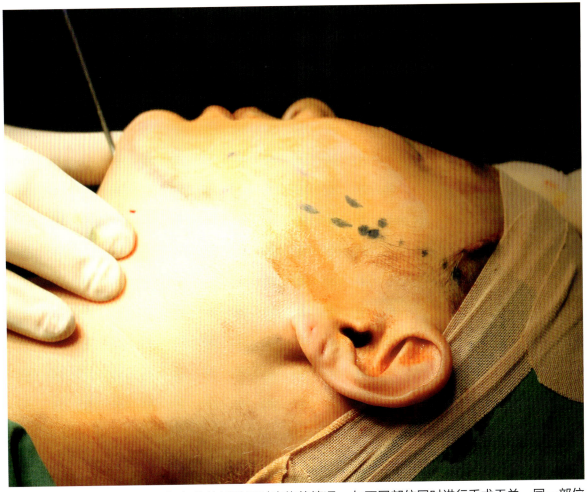

图9-4　下颌部吸脂和面颊部位的线雕同时实施的情况：与不同部位同时进行手术无关，同一部位的线雕提升和吸脂同时进行手术会降低手术效果，故需间隔 1 个月左右

3 PDRN、PRP、生长因子

在进行以提升为目的的埋线时，偶尔会发现皮肤质地会得到改善的情况。其原因在于通过埋线刺激的纤维细胞生成的生长因子有利于改善皮肤质地的效果。

这样在生长因子生成活跃的时候，加入促进胶原蛋白合成的 PDRN、PRP、生长因子等溶液，提高了胶原蛋白合成的效果，增加了提升效果。并且，在胶原蛋白合成方面具有优于单独使用各种溶液的效果，所以联合应用具有诸多优势（图 9-5）。

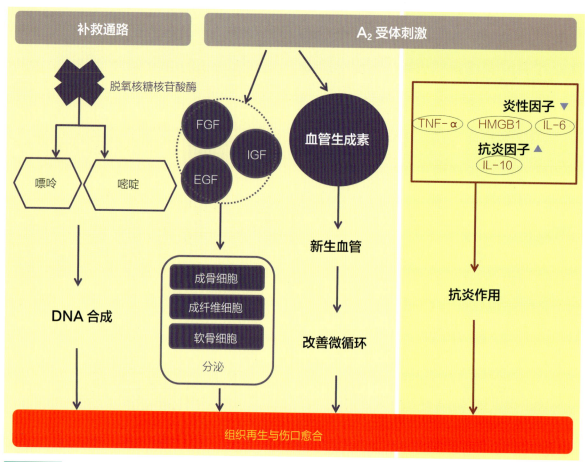

图9-5 PDRN 效应的产生机制

参考文献

[1] Dong J, et al. advances in minimaly invasive and noninvasive treatments in submental fat. Cutis; 2017; 99: 20–23.

[2] Min KH, et al. The skin–tightening effects of 1444nm Nd;YAG laser on human skin: an in vivo study. Aaesthetic Plast Surg. 2014; 38: 585–591.

[3] Chia CT, et al. 1000 consecutive cases of laser assisted liposuction and suction assisted lipectomy managed with local anesthesia. Anesthetic Plast Surg. 2012; 36: 795–802.

[4] Fakhouri TM, et al. Laser assisted lipolysis; a review. Dermatol Surg. 2012; 38: 155–169.

[5] Paul M, et al. Three dimensional radiofrequency tissue tightening; a proposed mechanism and applications for body contouring. Aesthetic Plast Surg. 2011;35:87–95.

[6] Sasaki GH. Quantificaion of human abdominal tissue tightening and contraction after component treatments with 1064nm/1320nm laser assisted lipolysis; clinical implications. Aesthet Surg. 2010; 30: 239–245.

[7] Keramidas E, et al, Radiofrequency assisted liposuction for neck and lower face adipodermal remodeling and contouring. Plast Reconst Surg; 2016;24:e850.

[8] Kim EJ, et al. Lower face lifting and contouring with a novel internal real time thermosensing monopolar radiofrequency. Lasers Med Sci. 2016; 31: 1379–1389.

[9] Theodorou SJ, et al. Radiofrequency assisted liposuction device for body contouring; 97 patients under local anesthesia. Aesthetic Plast Surg. 2012; 36:767–779.

[10] Bugerman G, et al. A safty and feasibility study of a novel radiofrequency assisted liposuction technique. Plast Reconst Surg. 2010; 125: 998–1006.

[11] Squadrito F, et al. Pharmacological activity and clinical use of PDRN. Front Pharmacol 2017; 8:224.

[12] Kwan et al. superior lipolytic effect of the 1444nm Nd:YAG laser; comparison with the 1064nm Nd:YAG laser. Lasers in surgery and medicine. 2009.

[13] Altavilla D., Bitto A., Polito F., Marini H., Minutoli L., Di Stefano V., et al. Polydeoxyribonucleotide (PDRN): a safe approach to induce therapeutic angiogenesis in peripheral artery occlusive disease and in diabetic foot ulcers. Cardiovasc. Hematol 2009; Agents Med. Chem. 7, 313–321.

[14] Belletti S., Uggeri J., Gatti R., Govoni P., Guizzardi S. (2007). Polydeoxyribonucleotide promotes cyclobutane pyrimidine dimer repair in UVB–exposed dermal fibroblasts. Photodermatol. Photoimmunol. Photomed 2007; 23: 242–249.

[15] Falanga V. Wound healing and its impairment in the diabetic foot. Lancet 2005; 366 1736–1743.